高等卫生职业教育创新实验(训)教材

# 病原微生物与免疫学实验指导

主　编　王慧琴　陈　妍

副主编　亓水芹　董卫霞

编　者　(按姓氏笔画排序)

王慧琴　郑州澍青医学高等专科学校

亓水芹　郑州澍青医学高等专科学校

孙仪征　郑州澍青医学高等专科学校

李贝贝　郑州澍青医学高等专科学校

陈　妍　郑州市第二人民医院

董卫霞　郑州澍青医学高等专科学校

U0195284

河南大学出版社

HENAN UNIVERSITY PRESS

·郑州·

**图书在版编目(CIP)数据**

病原微生物与免疫学实验指导/王慧琴,陈妍主编
.--郑州:河南大学出版社,2023.2
ISBN 978-7-5649-4660-9

Ⅰ.①病…　Ⅱ.①王…　②陈…　Ⅲ.①病原微生物—
实验—高等学校—教学参考资料　②免疫学—实验—高等学
校—教学参考资料　Ⅳ.①R37-33　②R392-33

中国国家版本馆 CIP 数据核字(2023)第 031726 号

**策划编辑**　阮林要
**责任编辑**　林方丽
**责任校对**　张雪彩
**封面设计**　史林英

**出版发行**　河南大学出版社
　　　　　　地址:郑州市郑东新区商务外环中华大厦 2401 号　　　邮编:450046
　　　　　　电话:0371-86059750(高等教育与职业教育分公司)
　　　　　　　　　 0371-86059701(营销部)
　　　　　　网址:hupress. henu. edu. cn
**排　　版**　郑州宁昌印务有限公司
**印　　刷**　河南育翼鑫印务有限公司
**版　　次**　2023 年 2 月第 1 版　　　　　　　　　**印　　次**　2023 年 2 月第 1 次印刷
**开　　本**　787 mm×1092 mm　1/16　　　　　**印　　张**　12.25
**字　　数**　283 千字　　　　　　　　　　　　　**定　　价**　42.00 元

本书如有印装质量问题,请与本社联系调换。

# 编审委员会名单

**主 任 委 员** 王左生　孟宪锋　徐玉芳

**副主任委员** 王　晨　潘守政　江开春　贺　生

**委　　　员** 王丙申　侯小丽　任　文　李福琴

　　　　　　　张佩琛　严　巍　王宪龄　高洪君

　　　　　　　李　省　廖仲夏　齐　蕊

# 前 言

为适应医学微生物学的快速发展,培养新世纪实用型人才,提高学生的动手能力,厚植青少年爱国情怀,我们在学校有关部门的组织支持下,经过教研室全体教师的共同努力,完成了这本《病原微生物与免疫学实验指导》,希望能借此提高学生的实验课质量,助力学生对基本理论、基本知识和技能的掌握。

教材共分三个模块。第一模块为经典实验,包括医学微生物学、免疫学、人体寄生虫学。本模块侧重设计基础性的实验,培养学生的基本技能和医学素养。第二模块为综合实验,每个实验融合了多学科的相关内容,培养学生的综合分析能力。第三模块是创新实验,主要是以当前比较热门以及与学生自身相关性比较强的项目为主,训练学生发现问题、分析问题的逻辑思维能力。

教材实施了实验新模式的教学改革,竭力培养学生的独立操作、独立观察、独立分析和独立解决实际问题的能力。通过学习,不仅能使学生掌握病原微生物学、免疫学和人体寄生虫学的实验操作技术,而且能使他们利用这些知识进一步去解决临床中的实际问题,培养学生的综合分析与创新能力。教材通过实验教学改革,将技能训练与综合、创新能力培养相结合,夯实基础,加强创新。近年来,实验教学的功能只是验证理论和加深对理论的理解,实验教学内容常年不变。随着医学教育的发展,我们尝试对实验教学内容进行深层次的更新,增添了综合性和创新性实验,旨在强化实验教学的实践和创新功能。我们在教材中,通过案例导学与分析,进行互动式情景教学;加入医路助考项目,为学生的医考路增砖添瓦;知识拓展拓宽了学生的视野,增加了实验的趣味性;重要图片采用彩色印刷(集中放在文后),增加了教材的可读性。同时,教材深度践行课程思政教学理念,用新时代中国特色社会主义思想铸魂育人,引导学生增强中国自信,厚植爱国主义情怀。

　　本书在编写过程中,参考了其他出版社和部分专家的教材和图片,我们表示深深的感谢。虽然经多方努力,但限于编者水平有限,时间仓促,难免有不足和疏漏之处,希望广大师生提出宝贵意见和建议,以便我们进一步改进与完善。

编者

2022 年 12 月

# 实验室安全规则

　　微生物学实验的材料大多是病原微生物,任何疏忽都可能导致严重后果。因此,防止实验过程中自身感染及环境污染、严格贯彻"无菌概念"是实验室中最重要的原则。进入实验室后必须严格遵守以下规则。

　　1.进入实验室应穿实验服,离开教室时脱下,反向折叠存放,不可着实验服进入宿舍、餐厅等。

　　2.实验室内禁止饮食、抽烟,不得高声谈笑或随便走动。不必要的物品不得带入实验室,必须带入的书籍和文具等应放在指定的非操作区,以免受到污染。无菌操作时必须戴口罩,并不得开电风扇。

　　3.爱护室内仪器设备,严格按操作规则使用。节约使用实验材料,不慎损坏器材等,应主动报告老师,按学校规定处理。

　　4.实验过程中发生差错或意外事故时,禁止隐瞒或自作主张处理,应立即报告老师。

　　5.火源不可靠近易燃物,酒精灯不可互相点燃,正在燃烧时不得置于实验台的灯管下,以防发生意外。

　　6.不同废弃物按规定处理。吸水纸等废弃物不得随意丢弃,更不得丢入水池,应放进垃圾桶。棉签等带血材料放入规定的医疗垃圾袋。玻璃、注射器针头等尖锐物品放入锐器盒。

　　7.实验过程中,不经老师同意,不得打开实验室冰箱及温箱培养物,不可因为好奇,随意打开培养物的盖、塞观看或闻气味。

　　8.实验完毕,所有实验用品应物归原处并将桌面整理清洁,实验室打扫干净,并用消毒剂擦洗桌面,地面喷洒消毒剂。

　　9.为避免污染,所有实验物品不得带出实验室。

　　10.离开实验室自觉清洗双手并消毒。

　　11.值日生负责整理桌面,物归原处。具体包括打扫卫生,擦拭讲台、实验台面,清理水池,倾倒垃圾,消毒教室,关闭水电,值日结束后向老师报告。

# 实验目的与要求

在实验操作中学生应加强、巩固对所学理论的理解和体会。在系统学习理论的基础上，掌握病原微生物与免疫学的基本操作、基本技术，为今后的临床实践及科研工作打下坚实的基础。

为达到实验目的，要求学生应做到以下几点。

1.实验课前应作好预习，明确本次实验的目的、内容、理论依据及操作中的注意事项，做到心中有数、思路清晰。

2.认真听取指导老师课前讲解、示教，观摩实验课中的教学影像。

3.在实验过程中，应持严肃认真的科学态度，合理分配时间，及时做好实验记录，以便分析。

4.整个微生物学实验过程中，应建立"无菌概念"，培养"无菌操作"技能。

5.实验课中应独立思考、独立操作，培养分析及解决问题的能力。实验结果应以实事求是的科学态度填入报告表中，力求简明、准确、认真回答思考问题。根据需要用彩笔绘图，如果实验结果与预期不符，应深入分析并探讨其原因。

6.实验课考勤、操作表现、报告完成情况和实验考核成绩，将计入本门课程成绩。

# 实验室意外紧急处理办法

若发生实验意外,请第一时间通知老师。

1.刺伤或切割伤:清洗双手和受伤部位,使用适当的皮肤消毒剂,必要时进行医学处理。

2.烧伤:局部涂凡士林、5%鞣酸或2%苦味酸。

3.化学药品腐蚀伤:若为强酸,先用大量清水冲洗,再以5%碳酸氢钠溶液洗涤中和;强碱腐蚀伤时先以大量清水冲洗,再用5%醋酸或5%硼酸溶液洗涤中和。

4.菌液误入口中:应立即吐入消毒容器内,用1:1000高锰酸钾溶液或3%过氧化氢漱口,并根据菌种不同服用抗菌药物预防感染。

5.容器破碎及感染性物质的溢出:应当立即用布或纸巾覆盖受感染性物质污染或受感染性物质溢洒的破碎物品。用2%~3%来苏水溶液或0.1%新洁儿或5%苯酚溶液覆盖于污染面,浸泡半小时后擦去,然后将布、纸巾以及破碎物品清理掉。玻璃碎片应用镊子清理,然后再用消毒剂擦拭污染区域。用于清理的布、纸巾和抹布等应当放在盛放污染性废弃物的容器内。所有操作过程中均佩戴手套。

6.离心机内盛有潜在感染性物质的离心管发生破裂:如果机器正在运行时发生破裂或怀疑发生破裂,应关闭机器电源,让机器密闭(约30 min)使气溶胶沉积。如果机器停止后发现破裂,应立即将盖子盖上,并密闭。

7.手上沾染活菌:应浸泡于消毒液3 min后,再用肥皂和水清洗。如系芽孢杆菌,应适当延长消毒时间。

8.火警:如发生火警疫情时须沉着处理,切勿慌张,应立即关闭电闸。如酒精、乙醚、汽油等有机溶液起火,切忌用水扑救,可用沙土等扑灭火苗,必要时用灭火器。

# 目 录

# 模块一

## 经典实验

## 项目一
# 微生物镜下观察

**学习目标：**

(1)掌握显微镜的使用方法、革兰氏染色和抗酸染色的原理和方法。

(2)熟悉显微镜使用的注意事项。

(3)了解特殊结构染色方法。

(4)熟练使用显微镜，能独立进行革兰氏染色和抗酸染色，并进行结果判断。

(5)具有认知和掌握新事物的能力、严谨的科研精神、实事求是的科学态度。

---

### 案例导学与分析

患者20岁，一米六五的个子，只有30公斤重。他的肺部CT显示，左右两片肺上布满了小结节，都是被病菌噬咬出的洞，让人想起南方暴雨过后，地板上铺满的水蚁，挤挤挨挨地重叠在一起的景象。患者的CT一亮出来，正在热烈讨论的医生群里顿时全体沉默。很快患者嗓子溃烂，血肉模糊，这意味着病菌先侵犯的是肺部，然后是喉咙。最可怕的是，病情进展极快，但是却找不到元凶，医生用"邪恶"这俩字形容他的病症。

医院有一个"特种部门"——检验科，检验科医生凭借过硬的知识和特殊的工具——显微镜，发现多种致命的病菌。有时，他们的一张报告单就能换来患者生的希望。在北京协和医院被誉为"微生物神探"的检验科王澎医生拿起手中的显微镜，这一次，在显微镜地毯式搜索下的病菌没能逃脱，终于现了原形。拿到这一重要信息，专家们反复斟酌，制定了最快速、安全、有效的救命方案，短短两个月后，病情让医生集体沉默的患者出院了。

---

微生物体积微小，结构简单，肉眼不能观察，必须借助显微镜放大数百倍、几千倍甚至上万倍才能看到。但是细菌呈半透明，未经染色之细菌，由于其与周围环境折光率差别甚小，故在显微镜下极难观察。染色后细菌与环境形成鲜明对比，可以清楚地观察到细菌的形态、排列及某些结构特征。

# 任务一　显微镜使用

## 一、原理

表面为曲面的玻璃或其他透明材料制成的光学透镜可以使物体放大成像,光学显微镜就是利用这一原理把微小物体放大到人眼足以观察的尺寸。近代的光学显微镜通常采用两级放大,分别由物镜和目镜构成。被观察物体位于物镜的前方,被物镜作第一级放大后成一倒立的实像,然后此实像再被目镜作第二级放大,成一虚像,人眼看到的就是虚像。而显微镜的总放大倍率就是物镜放大倍率和目镜放大倍率的乘积。

## 二、器材

显微镜、香柏油、二甲苯、擦镜纸。

## 三、操作

### (一)显微镜的基本构造

显微镜由机械部分、照明部分和光学部分三大部分组成。机械部分包括镜座、镜臂、物镜转换器、载物台及台上的推进器、弹簧夹、通光孔和调节螺旋。照明部分包括反光镜(或电光源)、光圈、聚光器。光学部分包括目镜和物镜(图1-1)。

机械部分:镜座、镜臂、物镜转换器、载物台、弹簧夹、通光孔、推进器、调节螺旋。

照明部分:反光镜、光圈、聚光器。

光学部分:目镜和物镜。

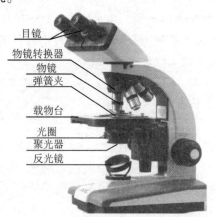

图1-1　普通光学显微镜各部分名称

显微镜的各部位作用。

1.机械部分

(1)镜座:显微镜最下面的黑色底座就是镜座,它可以使显微镜平稳地放在实验台上。

(2)镜臂:从镜座往上看,伸出一个弯曲的类似我们手臂的结构就是镜臂,是我们手握的部位。当需要移动显微镜时,右手握镜臂,左手托镜座,使显微镜平稳地移动,以防显微镜某些部件脱落。

(3)物镜转换器:物镜转换器上有 4 个镜头,根据需要转换物镜镜头,把标本放大不同的倍数。

(4)载物台及弹簧夹:物镜转换器下面的四方平台即为载物台,用于放置标本。载物台上有弹簧夹,用来固定标本。

(5)推进器:推进器包括上下两个旋钮,旋动两个按钮,可以使标本上下左右进行移动。

(6)调节螺旋:位于镜臂两侧,分别是粗调节螺旋和细调节螺旋,转动粗调节螺旋可看到载物台有明显的上升或下降,用作粗调焦距。细调节螺旋用来进行微调。

2.照明部分

(1)反光镜:反光镜有两面,一面是凹面镜,可以收集光线,宜于在光线不强时使用;另一面是平面镜,可以反射部分光线,一般在需要暗视野时使用。大部分情况下,需要视野足够明亮,所以使用的是凹面镜。

(2)光圈:在反光镜上方,有一个突出的把柄,把柄连接的是光圈。光圈打开,光线进入聚光器,反之关闭光圈,光线被阻断。

(3)聚光器:和光圈一起调节视野明暗程度。聚光器上升到最高,光线最亮,反之则变暗。

3.光学部分

(1)目镜:目镜位于镜筒上端,目镜没有固定在显微镜上,所以移动显微镜时避免倾斜。

(2)物镜:物镜转换器上有四个镜头,根据放大倍数的不同可以分为 4×、10×、40×、100×几种。4×、10×因为放大倍数较小,所以称为低倍镜,40×、100×称为高倍镜。100×镜头因为在使用时需要滴加香柏油,所以又称为油镜。油镜头下缘一般刻有一圈白线,并刻有 oil 字样。40×镜头刻有蓝线,10×镜头刻有黄线。100×的是油镜,是微生物实验最常用的物镜。(图 1-2)

整台显微镜的放大倍数=目镜放大倍数×物镜放大倍数。

所以,我们用油镜观察实际长度 1 μm 左右的细菌时,细菌被放大了 10×100＝1000倍,也即看到的物像已经被放大到了 1 mm 左右。

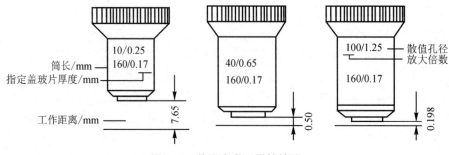

图 1-2　普通光学显微镜镜头

## (二) 显微镜的使用方法

显微镜结构精密,使用时要细心,须按以下步骤进行。

1.观察前准备

显微镜从显微镜柜中拿出时,要用右手紧握镜臂,左手托着镜座,将其平稳地移动到实验台上。将显微镜放置在自己身体的左前方,离桌子边缘约 10 cm(或自己的手掌能放得下),右侧放绘图工具。

2.低倍镜观察

用显微镜观察任何标本都要遵循先用低倍镜观察,再用高倍镜观察的原则,因为低倍镜视野大,比较容易发现目标。低倍镜观察有三个步骤:对光、置片、对焦。

(1)对光:光源一般采用自带光源或灯光。如果显微镜仅配有反光镜,一般采用凹面镜,以保证视野足够明亮。右手的拇指和食指转动物镜转换器,使低倍镜镜头对准通光孔。当听到"咔嗒"一声即表明已经对准。转动物镜转换器时不得卡住镜头转动,以防镜头脱落。染色标本,光线宜明亮,所以要打开光圈,调整光线调整旋钮。判断光圈是否打开,可以通过通光孔处的透镜来观察,如果透镜有亮光,光圈已经打开;反之,透镜是暗的,说明光圈关闭。

(2)置片:把待观察的标本放在载物台上,用弹簧夹固定。需要注意的是,置片的时候,一定让标本正面朝上放置。

(3)对焦:对焦是最为关键的一步。对光、置片结束后,双眼从侧面注视着载物台,使载物台缓慢上升至最高点,注意不要压碎标本。然后双眼睁开,左眼对准目镜,双手转动粗准焦螺旋,缓慢下降载物台,看到有物像一闪而过,即停止转动粗准焦螺旋。改用细调节螺旋,一般转动不超过一圈,即可看到清晰物像。如果粗调时将载物台下降到最底部仍然没有看到物像,可能转动粗准焦螺旋时过快,需要再次把载物台升到最高,重复上述操作。

3.高倍镜观察

高倍镜观察是在低倍镜调清楚的基础上进行的,分为三个步骤:转换物像、转换镜头和对焦(细调)。

（1）转换物像:将需要观察的目标调至视野中央,防止在转到高倍镜时目标在视野之外。

（2）转换镜头:从一侧注视载物台,缓慢把高倍镜镜头(40×)转过来,对准通光孔。转换过程中动作一定要缓慢,防止镜头把标本压碎。

（3）对焦(细调):双眼睁开对准目镜。缓慢调节细准焦螺旋,直至物像清晰。如果低倍镜能找到其清晰物像,高倍镜调焦时,转动细准焦螺旋一般不超过一圈,就可以找到清晰物像。

显微镜使用完毕,将四个物镜转成"八"字形,关闭光圈,聚光器下降,盖上罩布,放入显微镜箱内。

4.油镜观察

（1）油镜工作原理:观察细菌时,须用放大倍数最大的物镜,即油浸镜(Oil immersion objective,简称油镜)。其原理如图所示(图1-3),当光线从标本经过空气进入镜头时,由于介质密度不同而发生光的折射(散光现象),光线不能完全进入物镜中,致使物像显现不清。若在油镜与载物玻片中间加入和玻璃折射率(n=1.52)相仿的香柏油(n=1.515),则不使通过的光线有所损失,视野亮度增强,获得清晰物像。

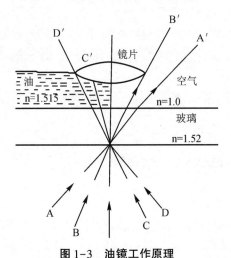

**图1-3　油镜工作原理**

（2）油镜使用方法:①将显微镜平稳地放在实验台上,使载物台保持水平。②打开光圈,通过调整光线调节旋钮、升降聚光器和缩放光圈,获最佳光线。一般染色标本用油镜检查时,光度宜强,可将光圈开足,聚光器上升至最高;检查未染色标本用低倍镜或高倍镜观察时,应适当缩小光圈,下降聚光器,使光度减弱。③置片将标本片置载物台上,以弹簧夹固定,用推进器将标本移至物镜下。④用低倍镜找出标本的位置。⑤油镜观察:在标本的待检部位加1滴镜油,量不要太多,更不要把油涂开,油滴越饱满越好,利于镜头浸入。转动粗调节器使载物台徐徐上升,眼睛从显微镜侧面观察直至油镜头浸于油中,但勿接触玻片,然后双眼移至目镜,一面从目镜观察,一面反方向缓慢地转动粗调节器(方向切勿转错),下降载物台,当出现模糊物像时,换用细调节器,转动至物像清晰为止。⑥观察完毕,应先下降载物台,并将油镜头转向一侧,再取下标本片。油镜使用后,应立即用擦镜纸擦净镜头上的镜油。然后用另外一张干净擦镜纸蘸取少许二甲苯朝着同一个方向擦拭镜头(和擦油时一个方向,防止镜头磨损),并随即用第三张擦镜纸擦去残存的二甲苯,以免二甲苯渗入,溶解固定透镜的胶质物,造成镜片移位或脱落。⑦显微镜用毕,将低倍镜移至中央或将接物镜转成"八"字形。关闭光圈,下降聚光器,转动粗调节器,使载物台下移,以免物镜与聚光器相碰受损。罩上镜套,放回原处或箱内。

## 四、注意事项

(1)显微镜是精密仪器,使用时要注意爱护,切勿随意拆卸和碰撞。

(2)显微镜使用要养成先用低倍镜观察再用高倍镜的习惯。

(3)移动显微镜时,用右手握镜臂,左手托镜座,使显微镜平稳地移动。

(4)滴加香柏油时,不要把香柏油涂开,1~2滴即可。

(5)调节粗准焦螺旋时,动作要轻,侧面观察镜头和玻片的距离,注意使镜头与玻片不相碰。

(6)按照显微镜观察的标准姿势操作,端坐于实验桌旁,双眼同时睁开,看目镜。

(7)用擦镜纸擦拭镜头时,注意手法轻柔,并按同一方向擦拭,防止旋转擦拭,以免损伤贵重的油镜。

(8)强酸、强碱、氯仿、酒精、乙醚等都能去漆或损坏机件,均需注意不使其接触显微镜。

## 五、结果观察

能清晰地看到单个细菌的大小、形态和染色。

## 六、医路助考

(1)[单选题]使用显微镜时,若要将低倍物镜转换成高倍物镜,需要调节(　　)。

A.转换器　　　B.光圈　　　　C.反光镜　　　　D.遮光器　　　　E.目镜

(2)[单选题]显微镜操作中使用油镜加镜油的目的是(　　)。

A.增加观察物的清晰度　　　B.减少光线折射　　　　C.增加放大倍数

D.使物镜更接近观察物　　　E.保护油镜镜头

(3)[单选题]使用显微镜时应用油镜后,应立即以擦镜纸蘸取少量(　　)将镜片上的油擦去,再用干擦镜纸擦净。

A.二甲苯　　　B.乙醚　　　　C.丙酮　　　　D.无水乙醇　　　　E.聚乙烯

## 七、作业

标记显微镜各部分名称,叙述油镜的使用方法。

小贴士

**显微镜使用记忆口诀**

一取二放三安装,四转低倍五对光。

六上玻片七下降,八升细调找物像。

看完低倍找高倍,九退整理镜归箱。

## 八、知识拓展

列文虎克做过学徒,当过门卫,经过自己几十年坚忍不拔的努力和探索,发明了世界医学史上第一架帮助人类认识自然、打开微观世界大门的显微镜,深刻地影响了人类的生命和生活。磨制透镜是他生活中的一大业余爱好。他磨制透镜的水平很高,有一次,他把两片磨好的透镜平行地固定在一个木架上,通过两片透镜往下看,令他惊愕的是,透镜下的物体变大了。他拿这个结构来观察雨水,发现了许多在里面游动的"小动物",列文虎克称之为"微动体"。他又特意从一个从未刷过牙的老头的牙上取下一些牙垢,放在他自制的装置下观察,这回更使他大吃一惊:原来,这牙垢里长满了各种各样的小生物,这些肉眼看不见的小生命,使得英国女王在科学面前也放下了她的威严千里迢迢来拜访他。

随着名气越来越大,许多人慕名而来一探究竟。一天有个记者前来采访:"列文虎克先生,您成功的秘诀是什么?"面对这句话,列文虎克沉默片刻,伸出自己的双手。

记者发现这双手布满了老茧和裂纹,这正是长期磨制透镜所造成的,这让世人对列文虎克更加尊敬。

# 任务二　革兰氏染色

## 一、必备知识

细菌的染色方法很多,可分为单染、复染及各种特殊染色,其中使用较广泛的染色方法是由丹麦医生 Christian Gram 于 1884 年创建的革兰氏染色法。利用这种方法可将细菌分为革兰氏阳性菌($G^+$)和革兰氏阴性菌($G^-$)两大类。这不仅有助于鉴别细菌、指导临床、选择用药,并能了解细菌的致病性,因此革兰氏染色法在细菌学检验中是最为重要和必须掌握的染色方法。

革兰氏染色需用四种不同的溶液:初染液、媒染剂(mordant)、脱色剂(decolorising agent)和复染液(counterstain)。革兰氏染色的初染液一般是结晶紫(crystal violet)。媒染剂的作用是增加染料和细胞之间的亲和性或附着力,即以某种方式帮助染料固定在细胞上,使其不易脱落,碘(iodine)是常用的媒染剂。脱色剂是将被染色的细胞进行脱色,不同类型的细胞脱色反应不同,有的能被脱色,有的则不能。脱色剂常用95%的酒精(ethanol)。复染液也是一种碱性染料,其颜色不同于初染液,复染的目的是使被脱色的细胞染上不同于初染液的颜色,而未被脱色的细胞仍然保持初染的颜色,从而将细胞区分成 $G^+$ 和 $G^-$ 两大类群。常用的复染液是复红染液。

## 二、原理

革兰氏染色法是细菌学中最常用的一种鉴别染色法。用本法不仅可以观察细菌的形态和排列方式,还可根据染色结果将所有细菌分成革兰氏阳性菌与革兰氏阴性菌两大类;不被酒精脱色仍保留紫色者为革兰氏阳性菌( $G^+$ 菌),被酒精脱色后复染成红色者为革兰氏阴性菌( $G^-$ 菌)。革兰氏染色法不仅有助于细菌的鉴别,同时还为分析细菌的致病性和选用抗菌药物提供了依据。革兰氏染色机制有以下几种。

(1) $G^+$ 细胞壁主要由肽聚糖形成的致密网状结构组成,壁厚,类脂含量低,交联度高,用乙醇处理后发生脱水作用。肽聚糖层孔径缩小,通透性降低,从而使结晶紫-碘复合物不易被洗脱而保留在细胞内,故细菌仍保留初染时的紫色。 $G^-$ 细胞壁肽聚糖层较薄,交联度低,含较多类脂质,故用乙醇处理后,类脂质被溶解,细胞壁孔径变大,通透性增加,使初染的结晶紫和碘的复合物易于渗出,细胞被脱色,经复红染色后呈红色。

(2)革兰氏阳性菌含有大量核糖核酸镁盐,可与结晶紫和碘结合成大分子复合物,不易脱出。而阴性菌中此物质含量甚少,故易于脱色。

(3)革兰氏阳性菌等电点(pH值2~3)比革兰氏阴性菌(pH值4~5)为低,在同样pH值的染色环境中,革兰氏阳性菌所带的阴电荷比革兰氏阴性菌多,故与带阳电荷的结晶紫染料结合较为牢固,不易脱色。

目前认为在以上各因素中,细胞壁结构上的差异是最重要的因素。

## 三、器材

(1)菌种:金黄色葡萄球菌及大肠埃希菌18 h 培养物。
(2)革兰氏染液:
第1染液:结晶紫染液;
第2染液:碘液;
第3染液:95%乙醇(酒精);
第4染液:稀释石炭酸复红染液。
(3)其他:接种环、酒精灯、火柴、载玻片、染色架、染缸、洗瓶、香柏油、生理盐水等。

## 四、操作

细菌染色,首先要进行细菌标本制备。操作流程一般包括涂片、干燥、固定和染色。制片时根据培养物不同,操作方法也有所不同,分为液体培养物制片和斜面(平板)培养物制片。

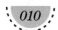

## (一) 涂片

斜面培养物制片。

首先,取一干净玻片,将接种环蘸取生理盐水 1~2 环置于载玻片中央(图 1-4)。

(1)右手拿接种环的手柄部位,左手持试管。

(2)接种环置于酒精灯的外焰中烧灼灭菌,直至金属丝烧红,然后将金属柄部也缓慢回旋通过火焰烧灼灭菌(图 1-5)。

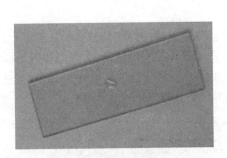

图 1-4　玻片上滴生理盐水

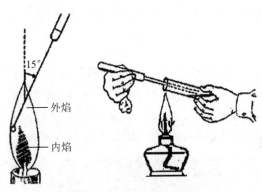

图 1-5　接种环灭菌和取菌

(3)快速灼烧试管口和试管盖接触部位,然后用右手小指和手掌小鱼肌侧拔下左手所持菌种的试管塞,并立即火焰烧灼试管口灭菌。

(4)待接种环冷却后伸入试管中轻轻刮取细菌。接种环上已沾有细菌,勿使其触及试管壁及试管口,以免引起污染。

(5)再次酒精灯火焰快速灭菌试管口,盖好试管,放回原处。

(6)将接种环上细菌涂于载玻片中央,均匀涂成薄片,然后将接种环用火焰烧灼灭菌。为防止细菌灼烧时产生迸溅,接种环灭菌前,须先将接种环靠近火焰或放内焰中烤干,然后再在外焰中烧红灭菌,杀死残留的细菌(图 1-6)。

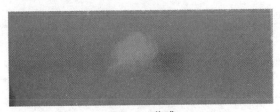

图 1-6　菌膜

液体培养物制片:用液体培养物涂片,按上述无菌操作从液体培养物上蘸取细菌少许,直接涂在干净玻片上。

平板培养物制片:若是使用平板培养物,右手持环,灭菌接种环方法如上。左手持平

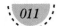

板培养物,用手掌将平皿的底固定,拇指与食指将皿盖打开呈 20°左右的角度,挑取培养物少许即可。

注意:无论是斜面培养物还是平板培养物,细菌均生长在培养基表面。挑取细菌时,在培养基表面有菌落的地方轻轻刮取即可,不可用力过猛,切勿把培养基和细菌一起取走。

### (二) 干燥

将上述涂片置于桌面上,在室温下让其自然干燥;或将涂有细菌的一面朝上,在酒精灯火焰上方大概 20 cm 处慢慢烘干,切勿紧靠火焰,防止细菌烤枯或玻片碎裂(图 1-7)。

### (三) 固定

手持载玻片一端,涂有细菌标本的一面朝上,将载玻片在酒精灯火焰外层(最热部分)来回快速通过三次,使菌体蛋白变性,固定于载玻片上。还可以杀死细菌,增强菌体对染料的通透性。固定时,温度不能太高,以手背皮肤触及载玻片时不感觉过烫为宜,不得将载玻片停留于火焰上灼烤,以防玻片爆裂。待载玻片冷却后即可进行染色(图 1-8)。

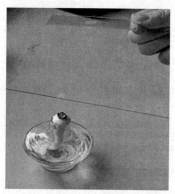

图 1-7　干燥

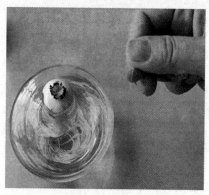

图 1-8　固定

### (四) 染色

(1)初染:将载玻片置于染色架上,滴加结晶紫染液 2~3 滴于标本片上,使染液布满菌膜,染色 1 min 后用水缓缓冲洗,甩去玻片上的积水(彩图 1-9)。

(2)媒染:滴加碘液数滴,作用 1 min 后细流水轻轻冲洗,甩去标本片上的残水。

(3)脱色:滴加 95% 乙醇数滴于标本片上,频频晃动玻片,使酒精和菌膜作用大概 30 s,然后用洗瓶缓慢冲洗,直至无紫色液体流下为止,甩去标本片上的残水。

(4)复染:滴加稀释石炭酸复红染液数滴,作用 1 min 后细流水冲洗,用吸水纸拍干,勿用力擦玻片,以防细菌脱落。

(5)镜检:待染色片拍干,用显微镜油镜观察,镜下呈紫色的为革兰氏阳性菌,呈红色的为革兰氏阴性菌。葡萄球菌被染成紫色,为革兰氏阳性,以 $G^+$ 表示;大肠埃希菌被染成红色,为革兰氏阴性,以 G⁻ 表示(彩图 1-10)。

## 五、注意事项

(1)标本要涂均匀,不能太薄或太厚,以免影响染色结果。

(2)操作中不可漏掉固定,以防菌膜在染色水洗过程中被冲掉。

(3)染液用量以完全覆盖菌膜为宜,染色过程中,不可使染液干涸。

(4)每步染色结束进行水洗时,注意把玻片残余水分甩掉,以防染液被稀释,影响染色效果。

(5)革兰氏染色成败的关键在于脱色时间。如脱色时间过长,革兰氏阳性菌也可能被脱色而被误认为是革兰氏阴性菌;如脱色时间过短,革兰氏阴性菌也可能被认为革兰氏阳性菌。脱色时间的长短还受涂片厚薄、脱色时玻片晃动的快慢及乙醇用量多少等因素影响。

(6)挑取细菌时,切记轻轻在培养基表面划取,勿划破琼脂。

## 六、医路助考

(1)[单选题]革兰氏染色的关键步骤是(    )。

A.初染          B.醇染          C.脱色          D.复染          E.固定

(2)[单选题]与细菌革兰氏染色性密切相关的细菌结构是(    )。

A.细胞壁    B.细胞膜    C.细胞质    D.核质    E.微荚膜

## 七、作业

请详细描述革兰氏染色的原理和操作过程,并用红蓝铅笔画图,标注革兰氏阳性菌或革兰氏阴性菌。

## 八、思考题

(1)为什么接种环使用前后必须烧灼灭菌?忽略了有什么危害?

(2)细菌经革兰氏染色后,为什么有的呈紫色,有的却呈红色?

(3)在进行革兰氏染色时,强调不能菌龄太老,如果用了菌龄太老的菌株,可能会出现什么问题?

# 任务三　抗酸染色法

## 一、必备知识

结核分枝杆菌传染途径广泛,可致人类多种脏器、组织结核病。结核标本的检查有直接涂片、培养、动物接种等几个方法。直接涂片法是取患者标本用抗酸染色后镜检,此法虽较简便、迅速,但要求标本中结核分枝杆菌量较多,并要注意与非病原性抗酸菌区别。培养法虽需时间较长,但其一方面可提高阳性率,一方面获得细菌后可进一步鉴定及测定耐药性等。动物接种可供标本分离及毒力的测定,但价格较贵、不常用。为了提高阳性检出率,无论用上述哪种方法检查,往往需先将标本浓缩集菌后进行。痰标本最好取自患者清晨咳痰,少痰者可 24 h 积痰,结核分枝杆菌对酸碱都有高度抵抗力,故在检查前均用酸或碱处理标本,杀死杂菌。由于结核分枝杆菌对于干燥抵抗力强,在自然环境中生存力强,能在较长时间内保存传染力,因此,在操作过程中要注意防护。

分枝杆菌属的细菌由于细胞壁中含有较多的脂类,故常规染色法不易着色,常采用抗酸染色法,延长染色时间或提高染色温度可使菌体着色。且菌体着色后能抵抗酸性脱色剂的脱色,所以将此类细菌称为抗酸性细菌。抗酸染色法可将细菌分为两大类,即抗酸阳性菌和抗酸阴性菌。抗酸染色法在临床上主要用于检查结核分枝杆菌和麻风杆菌。

## 二、原理

抗酸性杆菌(结核分枝杆菌、麻风杆菌)一般染色不易着色,需用强染剂石炭酸复红加温或延长染色时间才可着色,而一旦着色又不易被 3% 盐酸酒精脱色,所以被染成红色,非抗酸菌经过盐酸酒精脱色,被吕氏亚甲蓝染成蓝色。结核分枝杆菌是一类细长略弯曲的杆菌,细胞壁含脂质多,其主要成分是分枝菌酸,此物质具有抗酸的性质,一旦和石炭酸复红结合形成复合物,3% 的酒精盐酸脱色剂也很难将其脱掉,所以结核分枝杆菌呈现红色,又称为抗酸菌,而非抗酸菌不含有结核分枝菌酸,所以红色被洗脱,再经过吕氏亚甲蓝染色时,被染成蓝色。

## 三、器材

(1)标本:患者痰液标本或卡介苗稀释液。
(2)染液:抗酸染液(石炭酸复红、3%盐酸酒精、吕氏亚甲蓝染液)。
(3)其他:接种环、玻片、染缸、酒精灯、滤纸、显微镜等。

## 四、操作

(1)制作菌膜:用灭菌的接种环取数环痰液或稀释液,在载玻片上涂成薄而均匀的膜。痰涂片自然干燥,而后通过酒精灯火焰固定。用过的接种环在酒精灯火焰上灼烧灭菌。注意在灭菌接种环时为防止痰中的细菌溅出,可先将接种环在内焰烧干,然后再于外焰中灭菌。

(2)初染:在标本上放一小片滤纸(帮助吸附染料,同时滤去染液中的沉渣,使标本视野清晰),滴加石炭酸复红,染液覆盖整张滤纸,因为染料需要加热,为防止染料干涸,滴加染料宜多不宜少。然后在酒精灯火焰高处徐徐加热标本,注意受热要均匀(加热时玻片来回移动），直至有水蒸汽冒出，切记不能沸腾，然后放到染色架上染色 5~10 min，如果染色过程中不慎滤纸变干，应及时补充染液。染色结束进行水洗，连同滤纸一块缓慢冲掉，甩掉玻片上的残余水分。

（3）脱色：滴加 3% 盐酸酒精脱色 10 s，脱色时，轻轻摇晃玻片，直至涂片无色脱出或稍呈粉红色为止。水洗，甩净残余水分。

（4）复染：滴加碱性亚甲蓝染液，染色 1 min，水洗，吸水纸吸干，油镜观察，记录实验结果。

（5）镜检：镜下其他细菌均被染成蓝色，结核分枝杆菌菌体细长，略有弯曲被染成红色，大多分散排列，亦可以见到纵行条索状排列。

## 五、结果观察

结核分枝杆菌呈现红色，细长，直或略弯曲，有的可表现出分枝特征，偶尔有着色不匀，呈颗粒状者。亦可以见到有纵行条索状排列。标本的其余部分及非抗酸性细菌染成蓝色。必须逐一观察各个视野，直待全部涂片找不到结核分枝杆菌时，才可报告阴性。

## 六、注意事项

（1）涂片染色能查到结核分枝杆菌者，一般需要每毫升痰液内含菌量至少应有 5000 个以上，甚至需达到 5 万以上。故临床中材料多进行浓缩集菌处理，以提高检出阳性率，在实验室染色标本片观察中，不一定每个视野都能看到结核分枝杆菌。

（2）结核分枝杆菌易发生变异，在陈旧培养基或临床治疗后标本材料中，结核分枝杆菌往往菌体断裂，或形成非抗酸性革兰氏阳性的短杆状、球状颗粒，亦称 Much 颗粒。

（3）抗酸染色过程中，如果染料干涸，注意及时补充染料，使滤纸保持湿润状态。

（4）制作标本片时，取过痰液的接种环可先在稀苯酚液中洗去残余物质后再在酒精灯火焰上灼烧。因结核分枝杆菌脂类含量较多，直接燃烧易爆散于实验台台面上，引起污染。

## 七、医路助考

（1）[单选题]结核分枝杆菌的抗酸性与下列何种物质有关？（　　　　）
A.蜡脂 D　　　B.分枝菌酸　　　C.索状因子　　　D.细胞壁　　　E.细胞膜
（2）[单选题]结核分枝杆菌对染色的反应是（　　　　）。
A.容易被染色　　　　　　B.不容易被染色，染色后不容易被脱色
C.容易被染色,容易脱色　　　D.不易染色,染色后容易脱色
E.根本不能被染色

## 八、作业

请详细描述抗酸染色操作过程,并画图。

## 九、思考题

在痰标本中查出抗酸杆菌有何意义？

## 十、知识拓展

### 富集痰标本中结核分枝杆菌

涂片染色能查到结核分枝杆菌者，一般需要每毫升痰液内含菌量至少5000个以上，甚至需达到5万以上，所以结核患者痰标本直接涂片染色阳性率很低，经浓缩集菌后再进行染色镜检可显著提高检测的阳性率。

（1）取24 h痰液15 mL，装入细口瓶内，加入2倍量0.5%氢氧化钠摇匀，高压灭菌或煮沸20~30 min杀菌。

（2）待冷却后加入汽油或二甲苯2 mL，用力振荡20~30 min，用0.9%氯化钠溶液加至液面与瓶口齐，静置半小时。

（3）取瓶口表面油状物涂于载玻片上，微微加热，干后再加，如此重复5~6次，至厚度适宜，烘干待冷，抗酸染色后镜检。

# 任务四 细菌特殊结构染色方法——芽孢染色法

## 一、原理

芽孢染色法是利用细菌的芽孢和菌体对染料的亲和力不同的原理，用不同染料进行着色，使芽孢和菌体呈不同的颜色而便于区别。芽孢壁厚、透性低，着色、脱色均较困难，因此，当用着色力强的染色剂，如孔雀绿在加热条件下进行染色时，此染料不仅可以进入菌体，也可以进入芽孢，进入菌体的染料可经水洗脱色，而进入芽孢的染料则难以透出，若再用复染液（如沙黄液）处理，则芽孢仍然保留初染剂的颜色，而菌体被染成复染剂的颜色，菌体和芽孢即可区分。

## 二、器材

载玻片、接种环、酒精灯、枯草芽孢杆菌、孔雀绿染液、沙黄染液等。

## 三、操作

1.方法一

（1）制作菌膜：取一洁净的载玻片，中央加一小滴生理盐水，用灭菌的接种环取少许枯草芽孢杆菌置于水滴中并和水滴充分混匀，并涂成极薄的菌膜，干燥、固定（参见"革兰氏染色法")。

(2)初染:于已固定过的涂片上滴 3~5 滴 5%孔雀绿染液。

(3)加热:用试管夹夹住载玻片在火焰上用微火加热,自载玻片上出现蒸汽时移走玻片,计染色时间约 4~5 min。切记加热时染液冒蒸汽即可,但勿沸腾,必要时可添加染液。

(4)冲洗:倾去染液,待玻片冷却后,用水冲洗至孔雀绿不再褪色为止。

(5)复染:用 0.5%沙黄水溶液复染 1 min,水洗。

(6)干燥:镜检制片干燥后用油镜观察。芽孢被染成绿色,菌体被染成红色。

2.方法二

(1)菌液制备:取一支洁净的小试管,加入 1~2 滴无菌水,挑取 2~3 环培养 18~24 h 的枯草芽孢杆菌于试管无菌水中,充分混匀,制成浓稠的菌液。

(2)初染:取 5%孔雀绿水溶液 2~3 滴于小试管中,用接种环搅拌使染料与菌液充分混合。

(3)沸水浴:将此试管浸于沸水浴中,加热 15~20 min,使芽孢和菌体脱色。

(4)菌膜制备:挑取 2~3 环菌液于洁净的载玻片上,并涂成薄膜,将有菌膜一面向上通过微火 3 次固定。

(5)冲洗:水洗,至流出的水中无孔雀绿颜色为止,洗去菌体颜色。

(6)复染:滴加沙黄染液数滴,染 2~3 min 后,倾去染液,不用水洗,直接用吸水纸吸干。

(7)干燥:干燥后用油镜观察。芽孢呈现绿色,菌体红色。

## 四、作业

绘图表示你观察到的芽孢杆菌的芽孢在形状、大小、着生位置上有什么特点。

## 五、思考题

(1)说明芽孢染色法的原理,用单染色法能否看到芽孢?

(2)若涂片中观察到很多芽孢,有的与菌体相连,有的已经游离出来,而菌体繁殖体不多,请问可能是什么原因?

# 任务五　细菌特殊结构染色方法——荚膜染色法

## 一、原理

荚膜具有保护细菌抗吞噬的作用,可增加细菌的侵袭力。由于荚膜与染料间的亲和力弱,不易着色,容易在水冲洗时被洗去,所以通常采用负染色法如湿墨水法染荚膜,使菌体和背景着色而荚膜不着色,从而使荚膜在菌体周围呈一透明圈。由于荚膜的含水量在90%以上,故染色时一般不加热固定,以免荚膜皱缩变形。

## 二、材料

(1)菌种:胶质芽孢杆菌或肺炎球菌。
(2)染色液和试剂:绘图墨水、结晶紫、20%$CuSO_4$水溶液、香柏油、二甲苯。
(3)器材:载玻片、玻片架、擦镜纸、显微镜等。

## 三、操作

### (一)湿墨水法

(1)制备菌液:加1滴墨水于洁净的载玻片上,挑取少量菌体与其充分混合。
(2)加盖玻片:取一洁净盖玻片,将盖玻片一端浸泡在细菌墨水混合液中,缓缓盖上盖玻片。然后在盖玻片上放一张滤纸,轻轻按压吸去多余菌液。
(3)镜检:先用低倍镜,再用高倍镜观察。背景灰色,菌体较暗,菌体周围的荚膜呈现明亮的透明圈。

### (二)Anthony 氏法

(1)制片:取2~3环生理盐水于玻片上,挑取少量菌苔与生理盐水混合均匀并涂开,室温自然干燥,无须加热固定。
(2)染色:①滴加结晶紫染液数滴,染色2 min,勿水洗。②以20%$CuSO_4$溶液冲洗染液,勿水洗,干后镜检。
(3)镜检:背景呈灰色,菌体呈现深紫色,荚膜呈淡紫色。

## 四、注意事项

(1)加盖玻片时小心混入气泡,否则会影响观察。
(2)荚膜富含水分,制片时应自然干燥,不可加热固定,以免荚膜受热失水收缩变形,影响观察。

## 五、作业

绘图说明细菌菌体及荚膜的形状和染色。

## 六、思考题

组成荚膜的成分是什么?一般用什么方法固定?为什么?

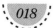

# 任务六　细菌基本形态和特殊结构的观察

## 一、必备知识

细菌按其外形分为球菌、杆菌和螺形菌三大类。不同的细菌又可表现出不同的排列方式,在细菌的鉴别上有一定的参考价值。细菌的特殊结构仅为某些细菌所具有,且其形成受一定条件限制。它们的存在赋予细菌特定的功能,在致病性、抗原性以及对细菌的鉴别上都有一定意义。本实验需要能够熟练使用显微镜。

## 二、器材

(1)球菌示教片:葡萄球菌、链球菌、肺炎球菌和脑膜炎双球菌。

(2)杆菌示教片:大肠杆菌、变形杆菌。

(3)螺形菌示教片:霍乱弧菌、螺菌。

(4)伤寒杆菌标本片(示鞭毛)。

(5)肺炎双球菌标本片(示荚膜)。

(6)破伤风杆菌标本片(示芽孢)。

(7)其他:显微镜、镜油、擦镜纸等。

## 三、操作

(1)用油镜观察上述标本片,认识细菌的三种基本形态和三种基本特殊结构。

(2)观察时注意其细菌的形状、大小、排列方式等特点,注意荚膜的大小及其与菌体的关系,注意芽孢在菌体上的位置和大小。

## 四、结果观察

### (一)基本形态

(1)球形:葡萄球菌革兰氏染色标本片 $G^+$——菌体正圆形,染成蓝紫色,呈现葡萄串状排列。$G^+$球菌(彩图 1-11)。

(2)杆形:大肠杆菌革兰氏染色标本片 $G^-$——菌体短杆状,染成红色,呈不规则分散排列。$G^-$杆菌(彩图 1-11)。

(3)螺形:霍乱弧菌革兰氏染色标本片 $G^-$——菌体弧形,染成红色,呈不规则分散排列。$G^-$弧菌(彩图 1-12)。

## (二) 特殊结构

荚膜——某些细菌细胞壁外包裹的一层较厚的黏液性物质,多为多糖或多肽物质,个别菌的荚膜是透明质酸。荚膜对细菌本身有保护作用,可以贮存水分,免干燥,免酶解。肺炎双球菌荚膜染色片——视野背景为红色,其中可见到染色呈深红色,矛头状菌体,纵向呈双排列,菌体周围有未染上颜色的空白区,即荚膜(彩图1-13)。

鞭毛——细菌的运动器官,分单鞭毛、双鞭毛、丛鞭毛和周鞭毛。鞭毛成分为蛋白质,具有特异抗原性。伤寒杆菌鞭毛染色片——菌体较粗大,呈杆状,染成粉红色,单个或成堆存在,周围可见到波浪状弯曲、较长、呈粉色的鞭毛(彩图1-14)。

芽孢——某些细菌在一定环境条件下,细胞膜脱水浓缩,在菌体内形成的圆形或椭圆形的小体。它是菌体抵抗不良环境的特殊存在形式,为细菌的休眠体。无芽孢的细菌称为繁殖体。临床可根据芽孢的大小、形状、位置来鉴别细菌。破伤风梭菌芽孢染色片——菌体为细长杆状,顶端有染成蓝色、直径大于菌体的球状物,即芽孢,呈"鼓槌状",其他散乱分布的菌体为菌体脱落的成熟芽孢(彩图1-15)。

## 五、医路助考

(1) [单选题]在普通光学显微镜下不能观察到的细菌结构是(　　　)。

A.荚膜　　　　B.芽孢　　　　C.鞭毛　　　　D.极体　　　　E.菌毛

(2) [单选题]细菌细胞膜不具备(　　　)。

A.维持细菌固有形态　　　　B.物质转运功能　　　　C.分泌作用

D.呼吸作用　　　　E.生物合成作用

## 六、作业

记录细菌形态及其排列方式,和细菌特殊结构的特点。

## 七、思考题

在用陈旧培养物进行革兰氏染色后观察时,发现视野中菌体部位有空泡样存在,思考该空泡可能是细菌的哪种特殊结构?为什么呈空泡样?

# 项目二
# 微生物的分布

**学习目标：**

(1)掌握正常菌群及其生理学意义、机会致病菌及其致病条件。

(2)熟悉微生物在自然界的分布与疾病的关系。

(3)能够根据微生物分布规律，在生活中采取预防疾病的措施。

(4)具备一名医护人员基本的无菌素养和防护意识。

---

**案例导学与分析**

大千世界多样的微生物，在各自的世界里，在自己的方寸空间中生长，跨物种间便有了庞大和渺小。我们总是善于去观察自己能看到的那些，而忽略肉眼看不到的。其实，你看得见或者看不见，它就在那里。微生物存在于任何物理条件允许的地方。

湖水在肉眼看来是透明的，但一升水可以容纳十亿个细菌，一克土壤也可以包含超过十亿个细菌。你干净的皮肤上寄居着数不清的细菌。微观世界是一个无穷无尽的迷人之地，里面物种繁多，形态各异，分布广泛，让我们一起来探讨吧。

---

## 任务一　空气中微生物的分布

空气本身缺乏微生物生活所必需的营养物质，而且受日光照射，日光中的紫外线对微生物也有很强的杀菌作用，所以自然界中空气中微生物数量较少。但是在空气流通不畅或者空间相对密闭的环境中，由于人群和动物的呼吸道以及口腔中的细菌可以随唾液、飞沫散布到空气中，而且土壤中的微生物也可以随尘埃飞扬在空气中，所以这些地方空气中存在着大量的微生物。一般情况下空气中微生物的数量取决于尘埃的总量，杂乱脏的地方比整洁卫生的地方空气里的微生物多，所以大家要保持良好卫生习惯，保证环境整洁。一般医院、宿舍、城市街道等地空气中含微生物量较高,而在大洋、高山或极地上空的空气中,微生物的含量就很少。检查空气中细菌总数的方法有沉降法和过滤法等,目前用得最广泛的是沉降法,即将盛有培养基的平板置于空气中暴露一定时间后,经过培养,用出现的菌落数来计算空气中的微生物数。

## 一、器材

普通琼脂平板、超净工作台。

## 二、操作

(1)取无菌普通琼脂平板数只,分别置于实验桌上、实验室地上、窗口、走廊等处,启开皿盖,暴露于空气中 10 min 后盖回皿盖,并注明地点和日期。

(2)另取无菌普通琼脂平板一块,做好标记,在超净台(已经紫外照射灭菌)内把皿盖打开暴露 10 min,然后把皿盖盖好。

(3)所有平板 37 ℃孵育 24 h 后取出观察,比较两类平板的菌落差别。

## 三、结果记录

观察平板上细菌生长的情况。

## 四、思考题

空气是否适合微生物的生长,讨论如何阻断呼吸道传播的病原微生物。

# 任务二　土壤中微生物的分布

土壤中含有微生物生长繁殖所需要的营养物质、水分、适应的酸碱度以及气体环境,所以土壤中微生物种类和数量很多。肥沃泥土中微生物多,每克通常含有几亿至几十亿个微生物,贫瘠土壤每克也有几百万至几千万个微生物。它们大部分在离地面 10 ~ 20 cm深的土壤处存在。土层越深,菌数越少,暴露于土层表面的细菌由于日光照射和干燥,不利于其生存,所以细菌数量少。进入土壤中的病原微生物容易死亡,但是一些能形成芽孢的细菌如破伤风杆菌、气性坏疽病原菌、肉毒杆菌、炭疽杆菌等可在土壤中存活多年,因此土壤与创伤及厌氧性感染有很大关系。

## 一、器材

泥土、无菌生理盐水管、无菌吸管、无菌培养皿、普通琼脂培养基。

## 二、操作

（1）取地面下 10 cm 深处的泥土 0.1 g，置于 9 mL 无菌生理盐水中混匀，用滴管吸 1～2 滴加入普通琼脂平板，然后用接种环以划线分离法划开。

（2）或者直接取少量土壤放入无菌培养基中，使土壤颗粒散在分布，土壤宜少不宜多。

（3）37 ℃ 培养 24 h 后取出观察。

## 三、结果记录

观察平板上细菌生长的情况。

# 任务三　水中微生物的分布

水是微生物生存的天然环境，水中的微生物主要来自土壤、人和动物的排泄物。微生物由于雨水对地表的冲刷而被带入水体，或者各种工业废水、生活污水和牲畜及人的排泄物夹带着各种微生物进入水体。再或者，雨雪降落时，空气中的微生物被带入水体。初雨尘埃多，微生物含量也多，初雨之后的降水微生物含量较少。由于水容易受人和动物的粪便污染，所以水中可含有伤寒沙门菌、痢疾志贺菌、霍乱弧菌等病原微生物。水源被污染可引起消化系统传染病的流行。

## 一、器材

（1）自来水或其他水源。

（2）普通琼脂平板两个。

（3）无菌试管、无菌滴管等。

## 二、操作

（1）用酒精灯烧灼自来水管口约 1 min，然后开龙头放水约 2 min，无菌试管取自来水 2 mL。

（2）用无菌滴管取自来水滴于普通平板上约 2 滴，然后以接种环用划线法划开。

（3）再用另一只无菌滴管取池水于另一普通琼脂平板上约 2 滴，同样用接种环划线分开。

（4）把上述接种好的培养基放于 37 ℃ 温箱培养 24 h 后观察结果。

## 三、结果记录

观察平板上细菌生长的情况。

# 任务四　人体微生物的分布

正常人体的体表及与外界相通的腔道都有不同种类的微生物,每个喷嚏的飞沫含有4500~150 000个细菌。在我们皮肤表面,平均每平方厘米有10万个细菌,口腔里的细菌种类超过500种,肠道中的微生物总量达100万亿个,而粪便干重的三分之一就是细菌,每克粪便的细菌总数为1000亿个。肠道、口腔、皮肤、阴道被称为人体的四大菌库,种类繁多,数量巨大。这些细菌构成了人体的微生态系统,并对人体健康发挥着重要的作用。

## 一、器材

普通琼脂平板、血琼脂平板。

## 二、操作

(1)将手指、头发、指甲等直接接触琼脂平板,注意勿将琼脂表面压破,37 ℃培养24 h。

(2)将平皿盖打开,向血液琼脂表面连续咳嗽两三次,盖好平皿盖,37 ℃培养24 h。

(3)用灭菌棉签蘸取正常人咽喉部标本涂于血平板之一端,灭菌接种环,将标本作连续划线分离培养。

(4)37 ℃温箱培养18~24 h。

## 三、结果记录

观察平板上细菌生长的情况。

## 四、医路助考

(1)[单选题]正常情况下机体有菌的部位是(　　　)。

A.血液　　　　　B.骨髓　　　　　C.肌肉　　　　　D.肝脏　　　　　E.生殖道

(2)[单选题]引起菌群失调的原因是(　　　)。

A.生态制剂的大量使用　　　　　　　　B.正常菌群的遗传特性明显改变

C.正常菌群的增殖方式明显改变　　　　D.正常菌群的耐药性明显改变

E.正常菌群的组成和数量明显改变

(3)[单选题]正常菌群的生理功能不包括(　　　)。

A.生物拮抗　　　B.抗衰老作用　　C.刺激机体的免疫系统

D.激活补体　　　　　　　　　E.合成维生素

## 五、知识拓展

**体味**

在拥挤的人群中,你可能不止一次地闻到那种让人难以忍受的气味,它从腋下散发出来,肆无忌惮地冲向你的鼻腔。生活在腋窝的微生物每平方厘米高达 10 亿~100 亿个,汗水本身并没有气味,是腋窝的房客——棒状菌群分解了脂肪酸,由此产生了难闻的气味。是否有腋臭和基因有关,如果父母一方有腋臭,孩子有腋臭的概率是 1/2,如果父母都有腋臭,孩子有腋臭的概率大约是 3/4。

(王慧琴)

# 项目三
# 微生物的人工培养及生长现象观察

## 学习目标:

(1)掌握无菌操作技术、细菌接种方法并观察细菌生长现象。

(2)熟悉细菌在不同培养基上的生长现象。

(3)了解细菌培养的基本条件、菌种保存方法和原理。

(4)熟练进行细菌无菌接种技术进行细菌分离和接种。

(5)培养学生分析问题、解决问题的能力以及在工作中建立无菌观念,对工作负责的精神。

---

### 案例导学与分析

　　罗伯特·科赫是世界病原细菌学的奠基人和开拓者。传染病是人类健康的大敌,从古至今,鼠疫、伤寒、霍乱、肺结核等许多可怕的病魔夺去了无数人类的生命。人类要战胜这些凶恶的疾病,首先要清楚致病的原因。可是怎样才能得到一种纯正的细菌呢? 科赫开始用肉汤培养,细菌繁殖很快。但是,肉汤也有缺点,因为在肉汤里,各种细菌混合在一起自由生长,没办法将它们分开,不能得到纯种细菌,就无法研究其特性。科赫苦思冥想,就是想不出好办法来。最后竟然是妻子的一道洋菜胶的菜给了他灵感,他请求妻子给他做一盘加入肉汤的洋菜胶。科赫把它倒入一种圆形的玻璃皿里,等到冷了以后,玻璃皿里就凝出一片平滑的洋菜胶。他把混合细菌轻轻划在洋菜胶平面上,并盖上玻璃盖。过了几天,洋菜胶的表面产生一些小的点子,这每一个小点,就是一种细菌。这就是固体培养基的雏形,后来几经改进,演变为我们现在用的固体培养基。

# 任务一 培养基的制备

## 一、必备知识

细菌可用人工方法培养,使其生长繁殖,以便进一步观察和研究它们的各种生物学特性。培养基是由人工配制的适合于细菌生长的营养基质,根据用途培养基可分为基础培养基、营养培养基、选择培养基、鉴别培养基、厌氧培养基等,根据其物理性状不同分为液体培养基、固体培养基和半固体培养基。

### (一) 按用途分

(1)基础培养基:含有细菌生长所需的最基本营养成分,可供大多数细菌生长繁殖。

(2)营养培养基:基于基础培养基中加入其他适量的营养物质,如血液、血清、酵母浸膏或生长因子等即为营养培养基,可供营养要求较高的细菌如链球菌、肺炎链球菌等生长繁殖。

(3)选择培养基:在基础营养条件下加入某些化学物质,使之抑制某一类细菌生长而有利于另一类细菌生长,或使能生长的细菌菌落显示不同颜色借以筛选所需细菌,为选择培养基。如加入青霉素的培养基可以分离酵母菌、霉菌,加入高浓度食盐的培养基可以分离金黄色葡萄球菌等。

(4)鉴别培养基:根据细菌分解糖类、蛋白质及代谢产物不同以及对无机盐类合成利用的能力,制成各种培养基,从而达到鉴别的目的。例如检查乳制品和饮用水中是否有肠道细菌污染所用的伊红-亚甲蓝培养基。当大肠杆菌等肠道细菌生长时,发酵培养基中的乳糖,使加入的伊红-亚甲蓝变色,在菌落上沉积为紫黑色,并呈现金属光泽。常用者如单糖、双糖培养基,蛋白胨、醋酸铅培养基等。

(5)厌氧培养基:培养厌氧的无氧环境的培养基。一般加入还原剂或者放到厌氧罐中培养。

### (二) 按理化性状分

(1)液体培养基:供增菌用。

(2)半固体培养基:用于细菌动力的观察,从而鉴定细菌有无鞭毛(0.2%~0.5%琼脂)。

(3)固体培养基:1.5%~2%琼脂,用于细菌的分离和菌种的保藏。

## 二、原理

一般培养基常用的原料有基本营养物质、特殊需要物质和附加物质。

### (一) 基本营养物质

(1) 水：制作培养基时，一般使用蒸馏水。

(2) 蛋白胨：是蛋白质经蛋白酶、酸或碱水解后的产物，含有胨、肽和氨基酸等成分，供给微生物所需要的氮素来源。

(3) 肉浸汁或牛肉膏：为牛肉的水浸出液或其他浓缩物。牛肉膏是由肉浸汁经长时间加热，蒸发掉水分制成。其中不耐热的物质如糖类已破坏，故其营养价值不及肉浸汁。但因其无糖，故可作肠道细菌的鉴别培养基的基础成分。二者都可供作微生物碳素、氮素、灰分元素和生长辅助因素的营养来源。

(4) 盐类：一般加入氯化钠或磷酸盐等以供给灰分元素营养。磷酸盐等有缓冲作用，可维持培养基 pH 值的稳定；氯化钠则常兼作调节渗透压作用。

(5) 糖类和醇类：常用葡萄糖、乳糖、麦芽糖、蔗糖、甘露醇等供微生物作碳源，以观察其的利用和发酵反应情况。

### (二) 特殊需要物质

常用血液、血清、腹水、组织碎粒、鸡蛋等物加入专用培养基中，以提供特殊的碳、氮和生长辅助因素，满足某些微生物的特殊需要。

### (三) 附加物质

(1) 琼脂：俗称"洋菜"，是从海藻中提制出的一种半乳糖硫酸酯。它在 98 ℃时能溶化于水，温度降至 45 ℃以下时则重新凝成凝胶状。琼脂在培养基中含量在 1.5%以上时呈固体状态，在 0.5%左右时呈半固体状态。一般微生物不能利用琼脂，它在培养基中只作固形剂用，以便分离与观察菌落特征。

(2) 明胶：系一种动物蛋白质，由动物的筋、腱等组织提制而得。它不溶于水，与水一起加热到 25 ℃时即可溶化，冷却后可凝成凝胶。明胶的硬度很低，不能像琼脂那样用作固形剂。一部分能产生胶原酶的细菌可使用胶液化。其可用作微生物的生化特性鉴定。

(3) 指示剂：在培养基中加入适当的指示剂，可以观察 pH 值的变化或其他反应现象，从而显示培养过程中某些物质的利用和转化情况。常用的指示剂有酚红、碱性复红、溴麝香草酚蓝等。

### 三、器材

(1) 药品：牛肉膏、蛋白胨、氯化钠、葡萄糖、琼脂粉、蒸馏水。

(2) 其他：白瓷缸(带刻度)、电炉、石棉网、天平、药勺、玻璃棒、三角瓶、培养皿、高压蒸汽灭菌器、pH 试纸。

## 四、操作

### (一)固体培养基的配制

(1)取水:用搪瓷缸称取所需总量一半的水,加热。

(2)称量:根据配方,计算并称取所需各种营养成分用量。一般药品可用普通天平称量,用量少的药品,可先配成高浓度溶液,再按比例稀释,用移液管吸取。

(3)加热溶解:药品称好后,分别放入水中,玻璃棒搅拌使其依次溶解。至药品全部溶解,加水至所需刻度。若配制固体培养基,则称取 1.5% ~ 2% 的琼脂放入已溶化的营养液中,继续加热至琼脂全部溶解。加热中随时搅拌,防止溢出或烧糊。糊化的培养基营养物质破坏,并产生有毒物质,不宜再用。

(4)调 pH 值:待溶化的培养基稍冷却后,按配方要求调整 pH 值。若 pH 值偏小,可滴加1 mol/L NaOH,边加边搅拌,并随时用 pH 值试纸检测,直至达到所需 pH 值范围。若偏大,则用1 mol/L HCl进行调节。应注意 pH 值不要调过头,以免回调而影响培养基内各离子的浓度。

(5)分装:按照实验要求,将配置的培养基分装至试管或三角瓶中。可用漏斗分装或用玻璃棒引流,以免琼脂粘在管口或瓶口上。装瓶量一般为瓶容量的 1/3 ~ 1/2;装试管一般为试管高度的 1/5 ~ 1/4,以免灭菌时培养基上溢,沾湿棉塞。

(6)加棉塞或胶塞:用预先制好的棉塞或胶塞塞住管口或瓶口。棉塞既有利于通气,又有滤菌作用,故松紧、大小应适当,以免使用时影响操作。最后用牛皮纸或报纸包住棉塞,扎紧在瓶颈或试管上方,以免灭菌时水蒸气沾湿棉塞或脱落。

(7)灭菌:将上述培养基于 121.3 ℃ 湿热灭菌 20 min。如因特殊情况没能及时灭菌,则应放入冰箱内暂时保存。

(8)分装:灭菌后取出培养基,根据需要可将试管立即斜放,趁热将试管口端放置一根玻璃棒,调整斜度,使斜面长度不超过试管总长的一半。冷凝后即成斜面培养基,用于菌种扩大培养及保藏。三角瓶中的培养基倒入无菌培养皿中,冷凝后即制成平板培养基,可用于菌种的分离、鉴定等。液体培养基冷却后可直接根据需要接入菌种。

(9)无菌检查:将灭菌的培养基放入 37 ℃ 温箱中培养 24 ~ 48 h,无菌生长时可以使用,若暂时不用,放冰箱存放。

### (二)半固体培养基的配制

配制方法同固体培养基,需要调整琼脂粉的量为 0.2% ~ 0.5%。

### (三)液体培养基的配制

配制方法同固体培养基,不需要添加琼脂粉。

### (四)血液培养基

该种培养基供营养要求较高的细菌分离培养用,亦可用来观察细菌的溶血特征。

将高压灭菌后普通琼脂培养基冷却至 45～50 ℃时以无菌操作加入 5%～10% 血液(人或动物脱纤维无菌血液),可制成血平板或血斜面。

### (五)TTC(氯化三苯四氮唑)沙保弱氏培养基

该种培养基用于分离酵母菌等真菌。

取葡萄糖 40 g、蛋白胨 10 g、琼脂 15 g、氯霉素 0.5 g、TTC0.1 g 混合溶解于 1000 mL 蒸馏水,调最终 pH 值 5.6,高压灭菌(121 ℃ 15 min)后加入氯霉素和 TTC 溶液,充分混合,分装试管,置放斜面或倾制平板。

## 五、注意事项

(1)称完药品应及时盖紧瓶盖,NaOH 有腐蚀性,称量时注意自身防护。

(2)加热时注意防止培养基外溢,移取搪瓷缸时戴棉手套,以免烫伤。

(3)调 pH 值时一点一点调试,要有耐心,尽量避免回调。

(4)不同培养基各有配制特点,要注意具体操作方法。

## 六、医路助考

(1)[单选题]除下列哪项外,均为细菌生长繁殖的条件?(　　)

A.营养物质　　B.酸碱度　　　C.温度　　　　　D.气体环境　　　E.溶解度

(2)[单选题]细菌的生长繁殖方式是(　　)。

A.有丝分裂　　B.复制　　　　C.孢子生殖　　　D.无性二分裂　　E.出芽生殖

(3)[单选题]多数细菌分裂一代所需的时间大约是(　　)。

A.16～18 h　　B.20～30 min　C.72 h　　　　　D.60 min　　　　E.20 s

(4)[单选题]单个细菌在固体培养基上的生长现象是形成(　　)。

A.菌苔　　　　B.菌团　　　　C.菌落　　　　　D.菌膜　　　　　E.菌丝

(5)[单选题]半固体培养基的主要用途是(　　)。

A.分离单菌落　　　　　　B.鉴别菌种　　　　　　　　C.观察细菌动力

D.快速增菌　　　　　　　E.检测细菌毒素

(6)[单选题]发明了固体培养基的是(　　)。

A.科赫　　　　B.列文虎克　　C.革兰氏　　　　D.巴斯德　　　　E.弗兰明

## 七、作业

叙述固体培养基的制备步骤。

## 八、思考题

培养基配制完成后,为什么必须立即灭菌? 若不能及时灭菌应如何处理?

# 任务二　细菌平板分离法

## 一、必备知识

在土壤、水、空气或人及动植物体中,不同种类的微生物绝大多数都是混杂生活在一起。当我们希望获得某一种微生物时,就必须从混杂的微生物类群中分离它,以得到只含有这一种微生物的纯培养,这种获得纯培养的方法称为微生物的分离与纯化。

在临床工作中,检查由于细菌感染而致病的各种标本中,往往混有其他细菌,不会是一种细菌。所以对此标本作细菌学鉴定时,或者证明待检材料里是否含有某种细菌时,就必须从标本中分离出细菌,以得到只含有该种细菌的纯培养物。此时需用到细菌分离培养技术。细菌分离方法有平板分区划线法、平板连续划线法和倾注平板法。目的是将混在一块的细菌在平板表面分散开来,使单个细菌固定在培养基的某个位置生长繁殖,形成肉眼可见的菌落,从而达到获得纯种的目的。当获得纯种后,要得到的可疑致病菌进行鉴定和培养,需掌握纯培养技术。纯培养一般包括固体斜面培养、液体培养和半固体培养,即将得到的纯培养物接种到不同的培养基中,来检验细菌的各种特性。

在做分离培养过程中,必须牢记微生物在自然环境中是无所不在的,为了得到纯种细菌,必须防止其他杂菌进入。用于防止微生物进入人体组织或其他无菌范围的操作技术称为无菌操作。绝大部分微生物学实验都是在无菌操作基础上进行的,所以要深刻建立无菌操作的观念。

## 二、器材

(1)菌种:葡萄球菌、大肠杆菌的18~24 h普通琼脂斜面培养物,葡萄球菌和大肠杆菌混合菌液一支。

(2)培养基:普通液体培养基、半固体培养基、普通琼脂固体培养基。

(3)接种工具:酒精灯、接种环等(图3-1)。

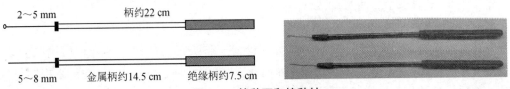

图3-1　接种环和接种针

## 三、步骤

### (一)平板划线分离法

平板划线是细菌培养中的常用技术,将某一标本或混合培养物借助划线的方式使其在培养基表面分散生长,形成单个菌落,以达到分离细菌获得纯种培养物的目的。本方法适用于含菌量较多的标本或污染菌种的分离纯化。

1.分区划线方法

(1)取细菌:将酒精灯点燃,右手像握笔一样拿住接种环在火焰上灼烧灭菌,待接种环冷却后,取葡萄球菌和大肠杆菌混合菌液一环。

(2)1区划线:左手持皿,用手掌将平皿的底固定,拇指、食指将皿盖揭开呈20°左右的角度(角度愈小愈好,以免空气中的细菌进入皿中将培养基污染)。或者将平皿的盖留在实验台上,尽量直立平皿靠近酒精灯火焰,右手持接种环在平板培养一角作为第一阶段划线1区接种,划线时,接种环与琼脂表面呈30°~40°的角度轻轻接触,利用腕力动作,切忌划破琼脂表面。

(3)2、3、4区划线:将接种环在酒精灯上灼烧,以杀死剩余细菌。旋转平板一定角度,待接种环冷却后(可以用接种环接触培养基表面,如果培养基不融化,表明已经冷却),于第2段处再作划线,且在开始划线时与第1区的划线相交,待第2段划完后,旋转平板,灭菌接种环,依次接种划线。共计4次,依次划至最后1段(图3-2、图3-3)。

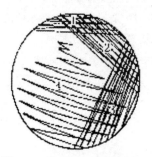 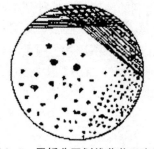

图3-2　平板分区划线示意图　　图3-3　平板分区划线菌落示意图

(4)标记培养:接种完毕,盖好平皿盖,在平皿底玻璃上用记号笔注明标本名称、接种时间等。然后将平皿的底朝上,放置在37 ℃温箱内培养24 h。

(5)观察:取出后观察琼脂表面的菌落分布情况,注意观察最后1~2区内是否分离出单个菌落,并观察记录菌落特征(图3-4)。

2.平板连续划线法

此方法适用于含菌量不多的标本,如尿液等。将灭过菌的接种环冷却后挑取标本,在培养基的一角开始,呈之字形左右连续划开,并将接种环边划边下移,直至平板的另一端。然后将接种环火焰灼烧灭菌,盖好培养皿盖,记录标本名称、接种时间等,培养皿底朝上放入温箱培养(图3-5)。

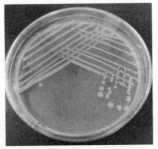
图3-4　平板分区划线菌落

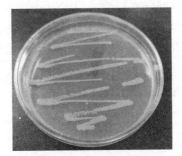
图3-5　连续划线菌落

### (二)倾注平板法

测定牛乳、饮水和尿液等标本细菌数时常用此方法。将标本经适当稀释后,取一定量加入已灭菌的平皿内,倾入已熔化并冷却至45 ℃左右的定量培养基,混匀,待凝固后倒置、培养。根据培养基内的菌落数和稀释倍数,即可计算出标本的细菌数。

### (三)涂布接种法

此方法常用于纸片法药物敏感性测定,也可用于被检标本中的细菌计数。加定量的被检菌液于琼脂平板表面,然后用灭菌的 L 型玻璃棒反复涂布几次,使被检物均匀分布在琼脂表面,然后贴上药敏纸片培养,或直接培养观察结果。

### 四、注意事项

(1)持笔式拿接种环,接种环在酒精灯外焰灼烧灭菌。

(2)划线时力度不能过大,以腕力带动接种环,尽量避免划破平板。

(3)不允许手拿接种环、菌种及带菌材料在实验室走动,接种细菌应坐在座位上,离酒精灯旁 20 cm 以内,注意全程无菌操作。

(4)在接种过程中,不可对着操作区域说话咳嗽,以防细菌落入操作区引起污染。第一次划线及以后每次划线前都要灼烧接种环灭菌。

(5)半固体培养基接种时,穿刺针刺入后不要在培养基内左右晃动,也不要插到底部,以免影响观察结果。

(6)沾有细菌的接种环或接种针在进出试管时,不能触及试管的内壁和管口。

(7)操作结束请用消毒液消毒双手。

### 五、医路助考

(1)[单选题]在被检标本中,常混杂多种细菌,为分出单个菌落而选用的方法是(　　)。

A.斜面接种法　　　　　　　　B.平板划线分离法　　　　　　C.液体接种法

D.穿刺接种法　　　　　　　　E.涂布接种法

（2）[单选题]平板分区划线的目的是（　　）。

A.使细菌获得充分的营养　　　　B.减少细菌间的相互抑制作用

C.获得单个菌落　　　　　　　　D.加快细菌的生长速度

E.利于细菌的大量生长

（3）[单选题]接种环直径一般为（　　）。

A.1～2 mm　　　B.2～3 mm　　　C.1～3 mm　　　D.2～4 mm　　　E.3～4 mm

## 六、作业

请记录平板划线和连续划线的步骤和实验结果。

## 七、思考题

为什么1区划完后要将接种环上的残余细菌烧死？划后面几区时是否要经过同样的处理？

# 任务三　细菌接种方法

细菌经过分离纯化后,常常要根据需要进一步增菌,或是做生物学特性鉴定,或是进行菌种保藏。这需要把纯种细菌接种到一定的培养基。根据培养基的物理性状的不同,可以分为斜面培养基接种、液体培养基接种和半固体培养基接种（穿刺接种）三种方法。

## 一、器材

（1）菌种:葡萄球菌、大肠杆菌、肺炎链球菌和结核分枝杆菌的18～24 h普通琼脂斜面培养物。

（2）培养基:普通琼脂平板或斜面、液体培养基、半固体培养基。

（3）接种工具:酒精灯、接种环、接种针等。

## 二、操作

### （一）斜面培养基接种

此方法一般用作菌种保藏或者观察生化特性时使用。

1.方法

接种环灭菌→开启棉塞→管口灭菌→挑起菌落→接种→管口灭菌→盖好试管塞。

褶。但生成的假菌丝伸入培养基内,主要是由伸长的芽生孢子形成。

(3)黑曲霉(丝状型菌落):为多细胞真菌的菌落,由许多菌丝体组成,肉眼观察呈黑色绒毛状、棉絮状和粉末状等,可观察到菌落底层有营养菌丝深入培养基深部。

# 任务二　真菌不染色标本观察

## 一、原理

真菌因具有孢子和菌丝等结构,直接镜检对真菌鉴定比细菌更为重要。很多真菌不需要染色处理,可直接至于显微镜下观察,若发现有真菌菌丝或孢子即可初步判定为真菌感染。该法简便快速,但一般不能确定菌种,且容易漏检。

## 二、器材

(1)标本:患者的毛发、皮屑、指(趾)甲等。

(2)试剂:10%～40%KOH溶液、生理盐水。

(3)其他:载玻片、小镊子、盖玻片、酒精灯、普通光学显微镜。

## 三、操作

用小镊子取待检标本少许,置于载玻片中央,滴加10%～20%的KOH溶液(可促进角质蛋白溶解,故使用于致密的难以透明的材料检查)1～2滴。稍待片刻,将载玻片放在酒精灯火焰上方微加热,使待检标本溶解,覆盖并压紧盖玻片,注意加热时切勿过热以免产生气泡或烘干。冷却后,轻轻压紧盖玻片驱除气泡,吸取周围溢液使溶解的组织分散并使其透明后镜检。也可用透明胶带直接贴于取材部位,数分钟后揭下,充分展平后直接贴置于加有标本处理液的载玻片上。

## 四、注意事项

(1)注意和其他混杂物区分,真菌的孢子、菌丝具有一定的形态结构,而混杂物形态多样。

(2)观察结果为阴性仍不能排除真菌感染,可疑结果应复查或用其他方法再次检测。

(3)注意与显微镜、载玻片或盖玻片上的霉菌区分。

## 五、结果观察

先用低倍镜检查有无真菌的菌丝或孢子,再以高倍镜检查菌丝和孢子的特征,镜检时用稍微弱的光线使视野稍暗为宜;低倍镜下,菌丝呈遮光性较强,绿色纤维分枝丝状体;高倍镜下,可见菌丝分隔或不同的孢子形态。

毛发内或发外周围可见有小孢子呈链状排列,孢子可呈卵圆形或圆形镶嵌状包绕毛干可密集成群。有的发内可见较粗的菌丝,与毛发长轴一致,发内常有大小不一的气泡。皮屑可见细长的分枝分节菌或分隔菌丝及成串的孢子。指(趾)甲标本可见有呈串小孢子或由孢子排列成的链状菌丝。

# 任务三 真菌染色标本观察

## 一、原理

用亚甲蓝染液水浸片观察白念珠菌和酵母菌的形态和出芽生殖方式。由于亚甲蓝是一种无毒性染料,它的氧化型呈蓝色,还原型呈无色。用亚甲蓝对酵母的活细胞染色时,由于其新陈代谢,细胞具有较强的还原能力,因此可将氧化型的亚甲蓝转化为还原型的亚甲蓝,而衰老细胞或死细胞其还原能力弱或无,因此,仍呈淡蓝色或蓝色。故可借此对酵母菌的活细胞和死细胞进行鉴别。

直接制片观察法是将真菌的培养物置于亚甲蓝染色液中,制成霉菌制片观察。

## 二、器材

(1)菌种:白念珠菌、酵母菌、黑曲霉培养物。

(2)染液:0.1%吕氏碱性亚甲蓝染液。

(3)其他:接种环、酒精灯、载玻片、盖玻片、普通光学显微镜等。

## 三、操作

### (一) 单细胞真菌的亚甲蓝浸片观察

(1)在干净载玻片的中央滴加一滴 0.1%亚甲蓝染色液,按无菌操作用接种环挑取少量白念珠菌或酵母菌的菌苔放在染液中,混合均匀。

(2)用镊子取一块盖玻片,为避免产生气泡,先将盖玻片的一边与染液接触,然后缓慢将盖玻片放下,将其盖在菌液上。

(3)将制片静置 3 min 后镜检,分别用低倍镜和高倍镜观察其形态和出芽情况,并绘图记录结果。

### (二) 多细胞真菌的直接制片观察

(1)在干净载玻片的中央滴加一滴 0.1%亚甲蓝染色液,按无菌操作用接种环挑取菌落边缘处少量已产生孢子的霉菌菌丝放在染液中,并用解剖针小心将菌丝分开。

（2）用镊子取一块盖玻片，为避免产生气泡，先将盖玻片的一边与染液接触，然后缓慢将盖玻片放下，将其盖在菌液上。

（3）将制片置低倍镜下观察，必要时换高倍镜观察。观察其菌丝和孢子情况，并绘图记录结果。

### 四、注意事项

（1）加染液时不宜过多或过少，否则，在盖盖玻片时，菌液会溢出或出现大量气泡而影响观察。

（2）盖上盖玻片时动作要轻柔，且不要移动盖玻片，以免搞乱菌丝。

（3）使用显微镜观察标本时，先用低倍镜观察，必要时再换高倍镜。注意观察菌丝有无隔膜，有无假根、足细胞等特殊形态的菌丝。

### 五、结果观察

（1）单细胞真菌的亚甲蓝浸片结果观察并画图。

（2）多细胞真菌的直接制片结果观察并画图。

# 任务四 真菌的培养

## 一、原理

真菌培养的目的在于真菌的鉴定，真菌的营养要求不高，在一般的培养基上均能生长，培养时常用沙保弱培养基，温度 22~28 ℃，但某些深部感染的真菌为 37 ℃，要求弱酸环境（pH 值 4.0~6.0）、较高的湿度。真菌生长速度较慢，一般需 1~2 周才长成典型菌落。

酵母型菌落是单细胞真菌的菌落形式，形似细菌菌落，表面湿润光滑，柔软而致密。显微镜下观察可见单细胞型的芽生孢子，无菌丝，如隐球菌菌落。

类酵母型菌落又称酵母样菌落，是单细胞真菌的菌落形式。菌落外观上与酵母型菌落相似，但显微镜下观察可见假菌丝。假菌丝是有的单细胞真菌出芽繁殖后，牙管延长不与母细胞脱离而形成的，由菌落向下生长，深入培养基中，如假丝酵母菌。

丝状型菌落是多细胞真菌的菌落形式，由许多疏松的菌丝体形成，菌落呈羽毛状、棉絮状或粉末状，其正背两面可呈现不同的颜色。丝状菌落的形态和颜色常作为鉴别真菌的依据。真菌具有从中心向四周同步生长成圆形菌落的特点。

## 二、器材

（1）菌种：新型隐球菌、白假丝酵母菌、絮状表皮癣菌。

(2)其他:沙保弱培养基、75%酒精、接种环、接种针、平皿、载玻片、培养箱、小牛血清、眼科镊、普通光学显微镜等。

## 三、操作

### (一)平皿培养

(1)取制备好的沙保弱平板培养基备用。

(2)取真菌菌种,将接种环经火焰灭菌冷却后挑取真菌进行平板画线(同细菌的划线法)。

(3)平皿法培养霉菌与培养细菌的方法不同,一般采用点植法即左手拿起平板底,使培养基朝下,右手持接种针,蘸取少量孢子点种在培养基中心或成三角形的三分点,然后盖上平皿盖,始终保持平板底朝上,放于培养箱中培养。

(4)划线完毕后,将平皿置培养箱培养2~5天。

### (二)斜面培养

(1)取制备好的沙保弱斜面培养基备用。

(2)将接种针尖弯成L型经火焰灭菌冷却后,挑取培养物材料,接种于斜面培养基中间一点上,并稍微插入培养基内。

(3)毛发或皮屑等病理材料或其他物品材料,先用75%酒精浸泡数分钟后,再以无菌盐水冲洗数遍,置于斜面上,并适当向培养基内压入。

(4)试管口盖好棉塞,并用牛皮纸包好扎紧棉塞口,放置于22℃培养箱培养。

### (三)小培养(玻片法)

在无菌平皿中倒入10~15 mL沙保弱琼脂培养基,待凝固后,无菌操作将沙保弱琼脂培养基切成约0.5 cm³的方块,再将小块培养基放置在无菌的载玻片上,用灭菌的接种针取真菌菌种少许,接种在琼脂块四周,盖上无菌盖玻片,放入有一定湿度的无菌平皿内,置于22~28 ℃培养箱培养。

### (四)白假丝酵母菌芽管形成实验

取无菌小试管一支,加入0.2 mL小牛血清,接种少量白假丝酵母菌,充分振荡混匀数分钟后,置37 ℃孵育3 h,每隔1 h用接种环取出含菌血清置于载玻片上,加上盖玻片后镜检,共检查3次。

## 四、注意事项

(1)接种过程严格无菌操作,避免污染。

(2)玻片法培养时,为保持平皿内一定的湿度,可在平皿内放一张滤纸片,并加2~

3 mL 200 g/L 甘油浸湿滤纸片。于滤纸片上放一 U 形玻棒,将载玻片置于玻棒上,再盖上盖皿。

(3)芽管形成检查时间不得超过 3 h,因 3 h 后可生长假菌丝。

(4)芽管形成实验所用菌种应来自沙保弱琼脂培养基,菌龄为 24～48 h,接种菌量为 $10^6$/mL。

## 五、结果观察

(1)新型隐球菌长出酵母型菌落,白假丝酵母长出类酵母型菌落,絮状表皮癣真菌长出丝状菌落。

(2)芽管形成实验可见白假丝酵母菌可由孢子长出短小的芽管。

## 六、医路助考

(1)[多选题]白假丝酵母菌的感染类型包括(　　)。

A.鹅口疮　　　　B.脑膜炎　　　　C.肺炎　　　　D.阴道炎　　　　E.食物中毒

(2)[多选题]真菌孢子区别于细菌芽孢的特点不包括(　　)。

A.可繁殖后代　　　　　　　B.可休眠　　　　　　　　C.细胞核为真核

D.耐热　　　　　　　　　　E.可经细胞分裂而产生

## 七、作业

(1)酵母菌的生长特征是什么?

(2)酵母菌和霉菌在形态结构上各有何特点?

(3)皮肤癣菌为何能引起皮肤癣? 如何进行微生物学检查?

---

**小贴士**

载片培养时,将分散的孢子接在琼脂边缘,量要少,以免菌丝过于稠密影响观察。

---

## 八、知识拓展

### 兵马俑的烦恼(霉菌)

秦兵马俑是 20 世纪世界上最重要的考古发现之一。但是,出土时色彩鲜艳的陶俑,表面颜色很快褪色。出土的兵马俑大多已"锈迹斑斑",远看灰蒙蒙的。导致这一现象的"罪魁祸首"就是霉菌。秦兵马俑坑是土木结构的地下建筑,由于季节性的气候变化容易引起兵马俑"小环境"易生霉菌,如何防治霉菌一直为人们所关注。

据比利时 Paul Stoffels 博士介绍,检测发现,秦兵马俑身上的霉菌种类多达 48 种,青霉、曲霉、根霉、木霉和头孢霉占到了整个霉菌总数的 70% 以上。霉菌主要导致三种现象,包括兵俑的表面被破坏、墙面和地面被霉菌大面积覆盖、兵俑的颜色发生变化,内部支撑弱化,这将直接导致兵马俑彻底损坏无法修复。

目前中外科学家正在寻找应付侵蚀秦兵马俑"元凶"的方法。

(李贝贝)

# 项目六

# 微生物的消毒和灭菌

**学习目标：**

(1)掌握高压蒸汽灭菌器的使用方法及适用范围、超净操作台的使用方法及原理、紫外线灭菌的原理。

(2)熟悉湿热灭菌法的优缺点及其应用、干烤箱的使用方法、常用化学消毒剂的用途和适用范围。

(3)能够独立使用高压蒸汽灭菌器,熟练地将烧灼和干烤等干热灭菌法应用于合适的生活和工作场景,准确分辨不同化学消毒剂的作用机制,学会自主选用合适的化学消毒剂消毒相关物品。

(4)引导学生认识到消毒灭菌的重要性,培养学生严谨的科研精神、实事求是的工作态度。加强无菌操作意识,为微生物的控制、医院感染的预防、生物安全防范等工作奠定坚实基础。

---

**案例导学与分析**

2400多年前,雅典经历了一场浩劫,瘟疫肆虐的一年多时间里,整个雅典笼罩在瘟疫的阴影之下,几乎被摧毁。即便是强壮健康的年轻人也会突然发高烧、打喷嚏,会因强烈的咳嗽而胸部疼痛。直到一位医生发现用火可以防疫,这才挽救了雅典。你知道火为什么能防疫吗?

家里的毛巾用久了常常需要蒸煮之后晾干再重新投入使用,切过生肉的砧板也需要用热水烫一烫,你知道这又因为什么吗?

新学期开始,从天南海北汇聚一堂的同学们带来的不仅有各自家乡的味道,更有父母亲人般般的叮嘱,那其中一定会有一句"记得把被子拿出来晒一晒"……于是每一个阳光明媚的周末,阳台边、天台顶,甚至花园围栏、操场单杠上,都晒满了花花绿绿的被子。晒过的被子除了变得更干爽以外,还有哪些变化发生了呢?

想解答这些疑问,就来学习和实践消毒、灭菌吧!

细菌广泛地存在于自然界中,因此我们在许多情况下都要防止细菌等微生物对生活或工作环境的污染,如在微生物实验室、手术室环境中常常需要减少甚至消除细菌的存在,以保证无菌操作,故而明确消毒、灭菌的概念和方法至关重要。

消毒——杀死物体上微生物的方法,称消毒。

灭菌——杀灭物体上所有的微生物(包括繁殖体和细菌芽孢)的方法,称为灭菌。

# 任务一 湿热消毒灭菌法

## 一、实验原理

湿热消毒灭菌法包括高压蒸汽灭菌法、煮沸法、流通蒸汽消毒法、间歇蒸汽灭菌法,以及巴氏消毒法等。其中,可信度最高,即灭菌最彻底的方法是高压蒸汽灭菌法;煮沸法是日常生活中最方便可行的消毒方法,且同样适用于某些医疗器械的消毒。

高压蒸汽灭菌法需借助高压蒸汽灭菌器实现。高压蒸汽灭菌器俗称高压锅(图6-1)。该种灭菌方法是基于加热使水的温度升高并释放出水蒸气增加灭菌器内压力,从而达到高温高压之效果。当蒸汽压力达到103.4 kPa时,灭菌器内温度达到121.3 ℃,在此条件下维持15~30 min,可杀灭物品上所有的微生物,包括细菌芽孢。

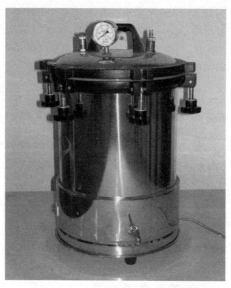

图6-1 手提式高压蒸汽灭菌器

煮沸法是利用高温使微生物的蛋白质变性凝固,对微生物有明显的致死作用。水温100 ℃ 5 min可杀死细菌的繁殖体,若延长煮沸时间至1~3 h,能杀死细菌芽孢。

在利用湿热灭菌法消毒灭菌时,除温度升高对细菌的影响之外,细菌会快速吸收水分,菌体蛋白更易凝固变性,灭菌效应较强。

## 二、实验器材

(1)菌种:金黄色葡萄球菌、枯草芽孢杆菌。

(2)培养基:溴甲酚紫蛋白胨水培养基、肉汤培养基。

(3)实验器械:手提式高压蒸汽灭菌器、水浴锅、接种环、培养箱。

## 三、实验操作

### (一)高压蒸汽灭菌器的使用

(1)仪器检查:查验灭菌器电源、各功能阀(安全阀、排气阀等)是否正常,仪器正常无误时方可使用。

(2)加水放物:取出内桶,向锅内加入足量蒸馏水(以规定刻度或没过加热管为准)。把待灭菌物品放入内桶中,同时放入装有嗜热脂肪芽孢杆菌纸片的小试管,再将内桶放置于锅中,最后加盖,盖时应保证排气管插入内桶排气槽内,且要对称拧紧螺栓使之密闭。

须注意:放入灭菌器内胆中的各物品之间应留出一定间隙,以保证各灭菌物品均能与水蒸汽充分接触,均匀受热。

(3)加热排气:保持安全阀关闭、排气阀打开,接通电源,开始加热。待灭菌器内蒸馏水沸腾,冷空气逐渐排尽(大量白色雾状气流从排气阀冲出)后,关闭排气阀。如果冷空气未排净,压力表上所显示的温度不是容器内的真正温度,影响灭菌效果,故应待排气阀有大量白雾排出时方可关闭该阀门。

(4)灭菌:关闭排气阀后,继续加热直至压力表示数值达到所需压力(103.4 kPa),此时温度达到121.3 ℃,开始计时,维持该灭菌条件15~30 min,即可完成灭菌。

(5)关闭电源:灭菌完成后,关闭电源,关注压力表,待压力自然下降为零,打开排气阀,使锅内压力和外界压力一致,随后打开锅盖,取出物品。

(6)灭菌效果检验:保持无菌操作,将灭过菌的嗜热脂肪芽孢杆菌纸片放入溴甲酚紫蛋白胨水培养基中,并将其置于50 ℃培养箱中培养。48 h后观察,如培养基不变色则表明无细菌生长,即本次消毒灭菌合格。

### (二)煮沸消毒

(1)取7支肉汤培养基,分别进行编号,依次为1、2、3、4、5、6、7号管,待用。

(2)1~3号管接种金黄色葡萄球菌(无芽孢菌),4~6号管接种枯草芽孢杆菌(有芽孢菌),7号管作为阴性对照组。

(3)将1和4两支试管同时放入100 ℃水浴锅内煮沸5 min,随后取出置于37 ℃恒温箱培养 24 h,分别观察两支试管中的细菌生长情况。

(4)将 2 和 5 两支试管同时放入 100 ℃水浴锅内煮沸 2 h,随后取出置于 37 ℃恒温箱培养 24 h,分别观察两支试管中的细菌生长情况。

(5)编号为 3 和 6 的两支试管不进行水浴加热,作阳性对照,与 7 号阴性对照管一并置于 37 ℃恒温箱培养 24 h,并观察各管细菌生长情况。

## 四、注意事项

(1)所有灭菌设备使用前均须仔细检查,以保证灭菌过程的安全及灭菌效率。

(2)待灭菌的玻璃器皿须清洗干净后再进行灭菌。

(3)试管、吸管等灭菌前需塞上胶/棉塞(但不宜过紧)并进行包装(可使用牛皮纸),包裹不宜过大,也不应放置过挤,以免影响灭菌效果。

(4)进行高压蒸汽灭菌时,必须将容器内冷空气完全排出,否则会导致仪表所示温度与灭菌器内实际温度不符,影响灭菌效果。

(5)灭菌后续步骤应保证无菌操作,以免杂菌污染对灭菌效果判定的影响。

## 五、实验结果

### (一)结果记录

1.高压蒸汽法灭菌记录(表 6-1)

表 6-1　高压蒸汽法灭菌记录

| 灭菌物品 | 开始加热时间 | 排气阀关闭时间 | 有效压力 | 有效温度 | 灭菌时长 | 灭菌效果 |
|---|---|---|---|---|---|---|
| | | | | | | |

2.煮沸法消毒记录(表 6-2)

表 6-2　煮沸法消毒记录

| 编号 | 1 | 2 | 3 | 4 | 5 | 6 | 7 |
|---|---|---|---|---|---|---|---|
| 接种细菌 | | | | | | | |
| 100 ℃　5 min | | | | | | | |
| 100 ℃　2 h | | | | | | | |
| 培养结果 | | | | | | | |

## (二)结果分析

(1)高压蒸汽灭菌法灭菌效果是否合格？

(2)煮沸消毒法对细菌繁殖体和细菌芽孢的作用效果如何？

## 六、医路助考

(1)[单选题]灭菌指的是以下哪种方法？(　　　)

A.杀死物体上病原微生物的方法

B.杀死物体上包括细菌芽孢在内所有微生物的方法

C.抑制微生物生长繁殖的方法

D.使物体中无活菌存在的方法

E.杀死细菌繁殖体的方法

(2)[单选题]高压蒸汽灭菌法所需满足的条件是(　　　)。

A.100.3 ℃,15~30 min,130.4 kPa　　　B.121.3 ℃,15~30 min,103.4 kPa

C.160 ℃,2 h,103.4 kPa　　　D.221.3 ℃,15~20 min,130.4 kPa

E.100 ℃,1 h,103.4 kPa

## 七、实验作业

详述高压蒸汽灭菌器的使用方法及注意事项,记录实验结果并适当分析出现该结果的原因。

## 八、知识拓展

### 巴氏消毒法

19世纪50年代,法国造酒业在欧洲享誉盛名,但啤酒、葡萄酒在酿出后稍有不慎就会变酸,根本无法饮用。1865年,里尔一家酿酒厂厂主请求当时已具盛名的微生物学家兼化学家路易斯·巴斯德帮忙诊治啤酒发酸的原因,看看如何能阻止啤酒变酸。

经过长时间的观察和验证,巴斯德发现使酒变酸的"罪魁祸首"是乳酸杆菌,而营养丰富的啤酒无异于乳酸杆菌生长的天堂。为了解决乳酸杆菌的问题,巴斯德反复做了多次实验,终于发现,把酒放在50~60 ℃的环境里加热半小时,就可以杀死乳酸杆菌,同时还能保持啤酒的风味和口感不流失,这就是著名的"巴氏消毒法",也称"巴氏杀菌法"。

直到今天,我们仍然能够在许多地方找到巴氏消毒法的身影,这种方法被广泛地应用在乳品和酒类的消毒中。在巴斯德逝世后的百余年间,人们仍然在享受着由他创造的便利。在科学技术高速发展的今天,我们也应该挑起历史重担,在当今这个时代写好属于自己的故事。

# 任务二  干热灭菌

## 一、实验原理

和自然界存在的众多生物一样,细菌的生长繁殖需要适宜的环境条件,其生命活动会受到环境因素的影响。如若处于不利的环境条件下,或赖以生存的资源被剥夺,细菌可能会因为内部大分子结构物质的改变而死亡。烧灼、干烤和焚烧等干热灭菌法通过高温手段,使菌体大分子物质脱水干燥而变性,并由此达到灭菌的目的。

微生物接种工具如接种环、接种针、试管口及瓶口等,可直接在酒精灯火焰上灼烧灭菌;干烤灭菌法一般适用于耐高温、干燥的物品,如玻璃、陶瓷器皿等,焚烧法常用于废弃的物品或携带病菌的动物尸体。

## 二、实验器材

(1)菌种:金黄色葡萄球菌。
(2)培养基:营养琼脂平板、液体培养基。
(3)实验器械:酒精灯、干烤箱、接种环、玻璃涂布器。

## 三、实验操作

### (一)焚烧与烧灼

(1)准备4支暴露于空气中存放的接种环,分别编号1、2、3、4待用,另准备稀释金黄色葡萄球菌培养物及4块营养琼脂平板。

(2)点燃酒精灯,利用酒精灯外焰灼烧1号接种环20 s(或烧至金属丝通红)灭菌,待接种环稍凉,蘸取稀释菌液并划线接种于营养琼脂平板上,将该平板标记为1号平板,接种完成后再次对接种环灼烧灭菌;取2号接种环灼烧灭菌并蘸取菌液(同1)后,再次对已蘸取菌液的接种环进行灼烧灭菌,然后划线接种至一新营养琼脂平板上并编号;3号接种环灼烧灭菌后不蘸取菌液,直接划线接种至3号平板;4号接种环不灭菌亦不蘸取菌液,以同样方法划线于4号琼脂平板,作对照实验(图6-2)。

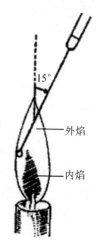

15°

外焰

内焰

图6-2  灼烧灭菌接种环

(3)将接种后的1~4号平板倒置于37 ℃恒温箱内培养24 h,随后观察结果。

(4)使用完毕的接种环等物品,灭菌处理后统一存放。

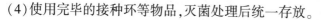

### (二)干烤

(1)准备4支洁净且同一条件下暴露于空气保存的玻璃涂布棒,分别编号1、2、3、4。

(2)检查干烤箱的电源、温控器等,并保证机器处于正常状态(图6-3)。

(3)将欲灭菌的耐热物品包装后放入箱内,并放入上述1号、3号涂布棒及含枯草芽孢杆菌黑色变种菌片,关闭箱门,接通电源,打开鼓风机使温度均匀。

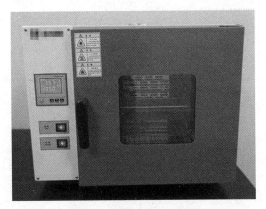

**图6-3 电热恒温干烤箱**

(4)当温度升至100℃时关闭鼓风机,使温度继续升高至170℃,维持2 h后关闭电源。

(5)电源关闭后,干烤箱温度逐渐下降。待箱内温度降至40℃以下,方可打开箱门取物。

(6)准备4块营养琼脂平板,并编号为1~4。无菌吸管吸取金黄色葡萄球菌稀释液于1号营养琼脂平板表面,然后用干烤灭菌后的1号涂布棒涂布均匀,使用完毕的涂布棒浸泡于95%乙醇中;2号平板表面滴加金黄色葡萄球菌稀释液后,用2号涂布棒涂布均匀;无菌操作依次滴加生理盐水于3、4号平板,再分别使用相应编号涂布棒涂布均匀。

(7)将接种后的1~4号平板倒置于37℃恒温箱内培养24 h,观察结果。

(8)取出枯草芽孢杆菌黑色变种菌片,放入液体培养基,37℃培养72 h后观察。

### 四、注意事项

(1)焚烧和烧灼灭菌时应注意实验室安全,防止火灾事故发生。

(2)用干烤箱进行干烤灭菌时,注意温度不能高于180℃,以防干烤中的棉塞和包装纸被烧焦起火。

(3)为检验灭菌效果,进行培养基接种时,应注意无菌操作,以免杂菌污染影响结果判定。

(4)实验中使用过的接种物品(如:接种环、涂布棒、镊子等)均须再次灭菌处理,以防残留细菌污染实验室环境,造成安全隐患。

## 五、实验结果

(1)干热法灭菌记录(表6-3)。

表6-3 干热法灭菌记录

| 灭菌方法 | 消毒物品 | 有效温度 | 作用时间 | 灭菌效果 |
|---|---|---|---|---|
| 焚烧与烧灼 | | | | |
| 干烤法 | | | | |

(2)根据结果并结合理论知识,判断实验中操作是否能够彻底灭菌。

## 六、医路助考

(1)[单选题]干烤法灭菌所需满足的条件是(　　)。

A.65 ℃,30 min　　　　B.121.3 ℃,15~30 min　　　　C.160~170 ℃,2 h

D.100 ℃,5 min　　　　E.100 ℃,3 h

(2)[多选题]下述物品可采用干烤法灭菌的是(　　)。

A.培养皿　　B.手术剪　　C.研钵　　　　D.钵杵　　　　E.橡胶制品

## 七、实验作业

整理并如实记录实验所用两种干热灭菌法的具体流程和操作要点;绘图记录检验灭菌效果时,各组培养基的培养结果。

## 八、知识拓展

干热灭菌之古今

据不完全统计,中国历史上记载在案的大型瘟疫有数百次之多。如据《后汉书·刘玄传》所载,"新王莽始建国三年,辛未年,大疾疫,死者过半";又如"隆安元年,丁酉年,八月,北魏大疫,人与马牛死者十有五六"(《北史·魏本纪》);再如"咸宁元年,乙未年,十一月,大疫,京都死者十万人"(《宋书·五行志》)。汉代张仲景《伤寒杂病论》中也有"余宗族素多,向逾二百,自建安以来,犹未十年,其亡者三分之二"的记载。可见从古至今,"瘟疫"一直是威胁人类健康的头号公敌。

万幸的是,我们生活在科技足够发达的现代社会,充分享受着属于中国人的福祉,疫情固然可怕,但在党和政府照拂下,在科研人员的努力下,在无数医护人员的无声付出下,即便是曾令人谈肺色变的新冠疫情也不再是可怕的"洪水猛兽",人民的生命安全已经得到了最大程度的保障。但在医疗、科技均未有效发展的古代,"瘟疫"的控制显得十分艰难,甚至到最后不得不寄希望于染病者尸体和近身物品的焚烧。这一办法虽是出于万不得已,但也在某种程度上反映出经验微生物学时期人们控制环境微生物的具体对策。生活在社会高度发展,科技长远进步,人民安居乐业时代的我们,理应铭记历史,珍惜当下,常怀对党、对国、对负重前行之人的感激之情,厚积深植,有朝一日贡献自己的光和热。

# 任务三　紫外线灭菌

## 一、实验原理

紫外线是频率介于可见光和 X 射线之间的电磁波,其波长介于 10~400 nm 之间,即介于可见光紫端到 X 射线间,不能引起人的视觉。波长在 200~300 nm 的紫外线,具有杀菌作用,其中以 265~266 nm 杀菌力最强,原因是此波长与 DNA 吸收波峰一致,故易被 DNA 吸收,使一条 DNA 链上相邻的两个胸腺嘧啶发生共价结合,形成二聚体。当紫外线作用于细菌时,细菌 DNA 的复制与转录过程被干扰,进而导致菌体死亡或变异,达到杀菌之目的。日常生活中,我们也经常利用紫外线的杀菌能力,如在正午直射日光下对衣物、被褥和久存的书报等暴晒,可杀灭其表面大部分微生物。

但紫外线穿透力很弱,玻璃、纸张甚至尘埃等均能阻挡紫外线的辐射,故紫外线仅适用于手术室、病房、实验室等处的空气消毒及物品的表面消毒。此外,紫外线辐射距离有限,仅约 2~3 m,用人工紫外线灯进行空气消毒时,应于有效空间持续照射 1~2 h;若需用人工紫外线对物体表面进行消毒,则需保持消毒物与紫外线灯间距离小于 1 m,持续照射 30 min。

## 二、实验器材

(1)菌种:大肠埃希菌培养物。
(2)培养基:灭菌琼脂平板。
(3)实验器械:无菌棉签、无菌滤纸、紫外超净工作台、生理盐水、灭菌试管。

## 三、实验操作

(1)无菌操作取大肠埃希菌培养物混匀于适量生理盐水中,制成大肠埃希菌稀释液待用。
(2)取灭菌琼脂平板 2 块,分别标记为 1、2 号,待用。
(3)无菌棉签蘸取大肠杆菌稀释液,全程无菌操作,均匀涂布接种于 1 号琼脂平板表面,采用同样方法均匀涂布 2 号琼脂平板表面。

（4）将上述两块琼脂平板置于超净工作台内（其中1号平板皿盖需取下,2号平板上方覆盖一无菌滤纸）,打开紫外灯,照射30 min。

（5）关闭超净工作台的紫外灯,无菌操作盖上皿盖,取出平皿,置于37 ℃恒温箱中培养24 h,观察结果。

## 四、注意事项

（1）紫外线不仅破坏细菌的DNA结构,也可以破坏人体细胞的DNA,杀菌波长的紫外线对皮肤、眼睛有损伤作用,紫外线短期照射会灼伤皮肤,使眼睛刺痛,长时间或高强度照射会引起视力严重受损甚至失明,因此实验过程应注意自身安全,适当防护,避免暴露于紫外光光源下。

（2）紫外线电离空气产生臭氧,容易造成鼻黏膜损伤,实验过程中应做好防护工作。

## 五、实验结果

（1）观察1、2两培养皿中细菌生长现象,计数菌落并记录（表6-4）。

表6-4　紫外线灭菌结果记录

| 平板号 | 接种细菌 | 照射时间 | 菌落计数 |
| --- | --- | --- | --- |
| 1 | | | |
| 2 | | | |

（2）思考为何会出现上述结果。

## 六、医路助考

（1）[单选题]关于紫外线杀菌,不正确的是（　　）。
A.紫外线的杀菌作用与波长有关
B.紫外线损坏细胞的DNA构型
C.紫外线的穿透力弱,所以对人体无损害
D.紫外线适用于空气或物体表面的消毒
E.一般用低压水银蒸气灯做紫外线杀菌处理

（2）[单选题]紫外线杀菌适用于（　　）。
A.固体物质深层灭菌　　　　　　　B.玻璃容器内药物灭菌
C.室内空气及物体表面灭菌　　　　D.注射液杀菌
E.片剂药物杀菌

## 七、实验作业

简述超净工作台的工作原理及使用方法,记录本实验操作流程并绘图记录实验结果。

## 八、知识拓展

2022 年 2 月 8 日,自由式滑雪女子大跳台决赛上,谷爱凌为中国队揽下一枚金牌(图6-4)。决赛场上戴着头盔和护目镜的谷爱凌身着中国队滑雪服,英姿奋发。为什么滑雪运动员都会佩戴护目镜呢?

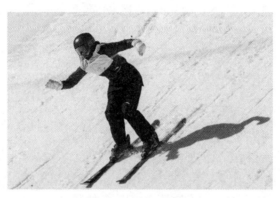

**图 6-4　谷爱凌夺冠**

其实,不仅是赛场上的滑雪运动员,还有活动于高山冰川积雪地区的登山运动员和科学考察队员,甚至在白雪皑皑的北方寒冬里户外作业的人,都应当佩戴护目镜,若是忘记佩戴护目镜,稍不注意就会眼睛刺痛,甚至短暂性失明,医学上称这种现象为"雪盲症"。这是由于阳光中紫外线经雪地反射后进入眼睛,产生了强烈的刺激作用。因紫外线有着波长短、频率高、能量高的特点,使得其在眼睛视网膜区域具有很强的穿透力,若长时间照射会导致视网膜发生黄斑性病变。

无论是驰骋赛场的运动员,还是征服高山的科考队员,都是克服了种种困难奋勇前行的。所以,当我们为突破极限的运动健儿欢呼雀跃时,当我们为跨越山海的时代英雄振臂高呼时,也一定不能忘记自己的使命。每一个人,都应当为自己所属的事业全力付出,尤其当你是医者、当你为师者,手握生命和精神的时候。

# 任务四　化学消毒剂的杀菌实验

## 一、实验原理

许多化学药物或化学制剂会对细菌的结构、组成及其生理活动产生影响,合理配比这些能够对细菌生命活动造成影响的化学物品浓度可以制成消毒剂,能够抑制微生物生长,甚至杀死细菌等微生物。在能杀灭细菌的同时,化学消毒剂对人体细胞也有不同程度的毒性作用,因此主要被应用于医疗器械、外部环境的消毒,部分消毒剂可用于人体体表及伤口的消毒处理。

化学消毒剂的种类繁多,不同消毒剂的杀菌及抑菌机制不尽相同。常用化学消毒剂主要通过使菌体蛋白质变性或凝固(如高浓度酚类、高浓度重金属盐类、醇类、醛类及酸碱类)、干扰或破坏细菌的酶系统和代谢[如某些氧化剂和低浓度重金属盐类物质能与细菌酶蛋白中的巯基($-SH$)结合,将其氧化成二硫键($-S-S-$),使酶活性丧失,造成细菌代谢障碍]、损伤细菌细胞膜,改变细胞膜的通透性,使胞质内重要代谢物质逸出(如苯扎溴铵等表面活性剂和低浓度酚类)等方式达到消毒灭菌的效果。

需要注意的是,化学消毒剂的作用效果并非一成不变,环境因素、微生物种类、作用时间及消毒剂性质和浓度等均会对消毒剂消毒效应产生影响。

## 二、实验器材

(1)菌种:金黄色葡萄球菌培养物、大肠埃希菌培养物。

(2)培养基:普通琼脂平板。

(3)消毒剂:2.5%碘酒、75%乙醇(医用酒精)、0.1%新洁尔灭、"84"消毒液(1:200工作液)。

(4)实验酒器械:酒精灯、接种环、无菌棉签、镊子、生理盐水、一次性无菌吸管、记号笔。

## 三、实验操作

(1)接种环灼烧灭菌后挑取固体培养基上的金黄色葡萄球菌培养物于适量生理盐水中,并使用一次性无菌吸管吹打混匀,制成金黄色葡萄球菌菌液待用;同样操作制备大肠埃希菌菌液待用。

(2)取2块灭菌琼脂平板,在培养皿底部划十字分区待用(图6-5)。

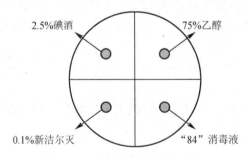

图6-5　分区放置消毒滤纸片

(3)无菌棉签蘸取金黄色葡萄球菌菌液,均匀涂布于琼脂平板表面,动作宜轻,切勿划破培养基;另取一琼脂平板,以同样操作均匀涂布大肠埃希菌菌液。

(4)镊子灼烧灭菌后夹取无菌滤纸片蘸取2.5%碘酒,置于涂布有金黄色葡萄球菌的琼脂平板表面,放滤纸片的位置以分区后的某一扇形区域中心为最佳。随后依次以相同方法分别放置蘸取过 75%乙醇、0.1%新洁尔灭、"84"消毒液的滤纸片于其余扇形区域,在皿底准确标记各区域相应消毒剂名称。

(5)取 4 枚滤纸片分别蘸取 2.5%碘酒、75%乙醇、0.1%新洁尔灭、"84"消毒液,依次放置于涂布有大肠埃希菌的琼脂平板表面并做好标记,具体操作见"步骤(4)"。

(6)另取一琼脂平板,于皿底划一直线均分为 2 个半圆区域,分别涂布接种金黄色葡萄球菌、大肠埃希菌,然后去 2 枚滤纸片蘸取生理盐水分别置于上述区域,作为对照组。

(7)将上述处理完成的平板倒置于 37 ℃恒温箱内培养 24 h,取出观察各滤纸片周围有无抑菌圈,用直尺测量抑菌圈直径并记录。

### 四、注意事项

(1)微生物实验全程应注意无菌操作。

(2)滤纸片蘸取消毒液取出时,需与容器口接触以去除多余液体,控制各消毒液用量。

(3)划线分区后每皿可放置 4 枚滤纸片,各滤纸片间距离应大致相同。

### 五、实验结果

(1)结果记录(表6-5)。

表 6-5 化学消毒剂杀菌效果(抑菌圈直径/mm)

| 细菌 | 2.5%碘酒 | 75%乙醇 | 0.1%新洁尔灭 | "84"消毒液 | 生理盐水 |
|---|---|---|---|---|---|
| 金黄色葡萄球菌 | | | | | |
| 大肠埃希菌 | | | | | |

(2)比较各消毒剂的杀菌效应,并分析原因。

### 六、医路助考

(1)[单选题]乙醇消毒最适宜的浓度是( )。

A.100%　　　　B.50%　　　　C.30%　　　　D.75%　　　　E.95%

(2)[多选题]关于化学消毒剂的杀菌机制,正确的是( )。

A.酚类、醇类等可使菌体蛋白变性凝固

B.某些氧化剂、金属盐类可干扰细菌的酶系统

C.表面活性剂、脂溶剂可损伤细菌细胞膜

D.烷化剂可使细菌蛋白质、核酸烷基化

E.酸碱类可损伤细菌细胞壁和细胞膜

### 七、实验作业

如实记录实验流程及实验结果,完成实验报告。

> ### 小贴士
>
> 你知道吗? 静脉采血时,通常用蘸有 30 g/L 碘酒的无菌棉签自所选静脉穿刺处从内向外,顺时针方向消毒皮肤,待碘酒挥发后,再取蘸有 75% 乙醇的棉签以同样的方式拭去碘酒,方能完成皮肤的消毒哦。这是因为碘酒对皮肤、黏膜有强烈刺激性,如作皮肤消毒,后续应用医用酒精脱碘,以防止碘酒对皮肤造成的损伤(图 6-6)。
>
>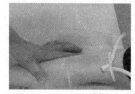
>
> **图 6-6　静脉采血前消毒**

## 八、知识拓展

### 化学消毒剂二三事

1. 常见消毒剂的种类及用途(表 6-6)

**表 6-6　常见消毒剂的种类及用途**

| 类别 | 名称 | 工作浓度 | 适用场景 |
|---|---|---|---|
| 酚类 | 氯己定 | 0.01%～0.05% | 术前洗手、阴道冲洗等 |
| 醇类 | 乙醇 | 70%～75% | 体温计、皮肤消毒等 |
| 醛类 | 甲醛 | 10% | 物品浸泡、空气熏蒸 |
|  | 戊二醛 | 2% | 内镜等精密仪器消毒 |
| 氧化剂 | 高锰酸钾 | 0.01%～0.1% | 皮肤及尿道消毒 |
|  | 过氧化氢 | 3%～25% | 皮肤、黏膜及破损处消毒 |
| 表面活性剂 | 苯扎溴铵(新洁尔灭) | 0.05%～0.5% | 外科手术前洗手,皮肤、黏膜等消毒,手术器械浸泡消毒 |
| 卤素及其化合物 | 碘酒 | 2.5% | 皮肤消毒 |
|  | 漂白粉 | 10%～20% | 自来水消毒 |
|  | "84"消毒液 | 1:200 | 手术器械、瓜果蔬菜消毒 |

2. 部分化学消毒剂的适用范围及配伍禁忌

碘酒、红汞、甲紫溶液均可用于皮肤的消毒。碘酒对皮肤、黏膜有强烈刺激性,如作皮肤消毒用,应用 70% 乙醇脱碘,不宜用于破损皮肤、眼及口腔黏膜的消毒,不得与碱、生物碱、水合氯醛、酚、硫化硫酸钠、淀粉、鞣酸同用或接触;红汞在酸性液中可析出,不可与碘酊同时涂用,不可入口,不可长期大面积使用,以防汞剂吸收中毒,长期连续使用可影响肾功能;甲紫主要对革兰氏阳性菌有杀灭作用,对其他革兰氏阴性菌和抗酸菌几乎无作用,本品只能用于局部未破损皮肤,但不宜长期使用,严禁内服。

(孙仪征)

# 项目七

# 非特异性免疫功能检测法

## 学习目标：

(1)掌握中性粒细胞的结构特征及其功能、瑞氏染色的要点、溶菌酶实验的操作方法。

(2)熟悉中性粒细胞吞噬功能实验的原理、溶菌酶杀菌的原理。

(3)能够自主完成中性粒细胞吞噬实验，并在油镜下观察、计数中性粒细胞吞噬细菌数。

(4)直观感受机体免疫效应的发挥，树立敬畏生命、珍爱生命的人生观，养成精益求精、救死扶伤的医德医风。

---

**案例导学与分析**

非特异性免疫是人人生来就有的，故又称先天免疫或固有免疫，对病原微生物等各种入侵的异物均能做出相应的防御机制。那么机体非特异性免疫是如何行使其功能的？该功能又是由哪些机体组成部分完成的呢？

**某品牌溶菌酶肠溶片说明书**

【药品名称】溶菌酶肠溶片

【通用名称】溶菌酶肠溶片

【规格型号】50 mg * 20 s

【批准文号】国药准字 H2

【主要成分】本品活性成分为溶菌酶。

【功能主治】临床适用于慢性鼻炎、急慢性咽喉炎、口腔溃疡、水痘、带状疱疹和扁平疣等。

溶菌酶是一种能对某些细菌发挥溶解效应的酶类，人体内的溶菌酶来自单核细胞、中性粒细胞，广泛地存在于多种组织中。因其具有溶解细菌的作用，故可作为一种天然抗感染物质应用于临床。上面为某品牌溶菌酶肠溶片说明书的部分内容，请问溶菌酶能够用于治疗慢性鼻炎、急慢性咽喉炎、口腔溃疡和带状疱疹等病症的根本原因是什么？是否所有感染性疾病均可选用溶菌酶进行临床治疗？

# 任务一　中性粒细胞吞噬功能测定

## 一、实验原理

中性粒细胞是白细胞的一种,约占外周血白细胞总数的 60%~70%,是白细胞中数量最多的。作为血液中的小吞噬细胞,中性粒细胞胞核呈杆状或分叶状(一般分 2~5 叶,各叶间经细丝相连),胞质内含有溶酶体颗粒及过氧化酶、溶菌酶、碱性磷酸酶和酸性水解酶等多种酶类,具有很强的趋化作用和吞噬能力,在非特异性免疫应答中扮演着极其重要的角色。在趋化因子的作用下,中性粒细胞可迅速到达病原体感染部位,发挥吞噬作用。此外,中性粒细胞表面表达的特定受体可与相应免疫分子结合,可通过调理作用促进和增强其吞噬杀菌作用。

中性粒细胞来源于骨髓,具有分叶形或杆状的核,胞质内含有大量既不嗜碱也不嗜酸的中性粒细胞颗粒,故中性粒细胞又称嗜中性粒细胞。作为非特异性免疫的重要组成部分,中性粒细胞通过趋化和调理作用,吞噬并清除衰老、死亡的组织细胞及病原微生物,在血液中与单核细胞一同发挥非特异性的吞噬作用。将外周血与病原菌共同孵育30 min,取混合液涂片染色后,可于显微镜下观察到中性粒细胞内有细菌存在,这是因为中性粒细胞发挥了吞噬效应。通过观察并计数中性粒细胞吞噬细菌数,可了解吞噬细胞的吞噬功能,进而了解机体非特异性免疫功能。

本实验采用瑞氏染色法。经瑞氏染色后,中性粒细胞胞质呈无色或极浅的淡红色,且有许多浅红或浅紫色的细小颗粒弥散分布其中,细胞核(杆状核或分叶核)则被染成蓝紫色。据此特点,可在油镜下找到血涂片上的中性粒细胞并计数。

## 二、实验器材

(1)菌种:葡萄球菌培养物。

(2)试剂:瑞氏染液、磷酸盐缓冲液、抗凝剂(3.8%枸橼酸钠)、生理盐水。

(3)实验器械:采血针、酒精棉球、镊子、微量移液器、试管、玻片、接种环、洗耳球、显微镜、香柏油、酒精灯、水浴锅、试管架。

## 三、实验操作

1.制备菌液

点燃酒精灯,利用酒精灯外焰灼烧灭菌接种环,随后挑取适量葡萄球菌固体培养物于生理盐水中,吹打均匀制成葡萄球菌稀释液。

2.加抗凝剂

准备一支洁净试管置于试管架上,使用移液器(或一次性吸管)移取一滴 3.8%枸橼酸钠溶液加入试管底部。

3.采血

(1)消毒:用酒精棉球擦拭左手无名指指腹。

(2)针刺:按住无名指远端关节使指腹自然充血,取下无菌采血针针帽快速刺破皮肤,深度约为 2 mm。

(3)采血:移液器更换干净枪头后吸取 20 μl 血液,加入含有抗凝剂的试管中并混匀。

4.加菌液

移液器更换干净枪头后吸取 20 μl 葡萄球菌菌液于小试管中,顺势混匀。

5.水浴

将混合均匀的血液、菌液混合物置于 37 ℃ 水浴箱孵育 30 min,中途可取出混匀 1~2 次。

6.推片

取 2 片载玻片备用,吹打混匀水浴后的液体混合物后,取 5 μl 置于载玻片一侧(彩图7-1),随后用另一载玻片将液滴推成舌状薄血片,实验室环境自然干燥。一张理想的血涂片应具有厚薄均匀,头、体、尾分明等特点(彩图7-2)。

7.染色

待血片完全干燥后,用瑞氏染液染色。

(1)取适量瑞氏染液滴于血片上染色 1 min,染液用量以覆盖住血涂片为准。

(2)加与染液等量的磷酸盐缓冲液,并用洗耳球吹打混匀。染 5~8 min,缓水流冲洗干净后自然干燥。染色过程中需勤加观察,及时补加染液和缓冲液(1:1)。

8.油镜镜检

(1)先用低倍镜找到标本的大致范围,选取合适的视野。

(2)换用油镜,找到中性粒细胞并计数,同时记录吞噬细菌的中性粒细胞数。

(3)观察完毕后,先下降载物台,将油镜头扭向一侧,再取下标本片。油镜头使用后,应立即用擦镜纸沿直径方向擦净镜头上的香柏油,将低倍镜移至中央或将物镜转成"八"字形。关闭光圈,下降聚光器,转动粗调节器,下降载物台。罩上镜套,放回原处。

## 四、注意事项

(1)实验中所用采血针和沾染血样的吸管、吸头等物要分类回收统一处理。使用后的采血针应回收至利器盒,沾染血样的耗材需扔进黄色医疗垃圾袋。

(2)推片法制备血涂片时,推片与载玻片的夹角为 30°~45°,推片向前快速推进,勿停顿,勿反复。

(3)菌液浓度要合理控制,以免出现细菌量过多或过少的情况影响观察。

(4)瑞氏染色加缓冲液后,要反复用洗耳球吹打至混合均匀,且染色过程中应及时补液,避免染剂干燥。

(5)染色结束,应以细水流缓慢冲洗,防止冲掉标本影响实验结果。

## 五、实验结果

1.结果观察

在油镜视野下找到具有典型蓝紫色杆状核或分叶核,且胞质呈淡红色的中性粒细胞。葡萄球菌经瑞氏染色后呈蓝紫色,若细胞内有蓝紫色球状颗粒,则该细胞为吞噬了细菌的中性粒细菌。

2.计数细胞

由于健康人体血液中白细胞含量较少,中性粒细胞数量更是有限,故应仔细观察、分辨、计数中性粒细胞。在染色后的血涂片标本中,找到并观察 50 个中性粒细胞,记录吞噬细菌的中性粒细胞个数及被吞噬细菌数,并根据所得数据计算吞噬百分率和吞噬指数。

吞噬百分率=吞噬细菌的中性粒细胞数/中性粒细胞总数×100%

吞噬指数=被吞噬的细菌总数/吞噬细菌的中性粒细胞总数

## 六、医路助考

[多选题]以下关于中性粒细胞的说法中正确的是(　　　　)。

A.中性粒细胞通过产生抗体发挥免疫效应

B.中性粒细胞能够吞噬细菌

C.中性粒细胞参与止血过程

D.中性粒细胞能够释放组胺

E.中性粒细胞参与非特异性免疫应答

## 七、实验作业

(1)详细记录本实验流程,并绘图说明非特异性免疫应答杀菌过程中中性粒细胞吞噬功能的体现。

(2)计算并记录实验中中性粒细胞的吞噬百分率和吞噬指数,试分析实验结果。

# 任务二　溶菌酶实验

## 一、实验原理

溶菌酶是一类具有溶菌活性的免疫活性物质。根据作用对象之差异,可将溶菌酶分为细菌胞壁溶菌酶和真菌胞壁溶菌酶两类;根据来源不同,又有人溶菌酶、动物溶菌酶、

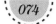

植物溶菌酶和微生物溶菌酶。人溶菌酶存在于中性粒细胞、单核细胞和巨噬细胞内,可检出于眼泪、唾液和乳汁等分泌液中。动物中以鸡蛋清中溶菌酶含量最高。鸡蛋清溶菌酶是由 129 个氨基酸残基组成的一种稳定碱性蛋白,分子质量为 14 kDa。

溶菌酶能够水解革兰氏阳性菌($G^+$)细胞壁,从而导致细菌裂解死亡。其作用机理是溶菌酶可直接作用于革兰氏阳性菌胞壁的肽聚糖结构。肽聚糖由聚糖骨架、四肽侧链和五肽交联桥三种成分共同构成立体网状结构(彩图 7-3)。其中,聚糖骨架由交替出现的 N-乙酰葡糖胺和 N-乙酰胞壁酸经 β-1,4 糖苷键共价结合而来;四肽侧链是连接在 N-乙酰胞壁酸上的四个氨基酸组合,其组成和排列方式因细菌种类而异;五肽交联桥的两端分别连接相邻两个四肽侧链的第三和第四个氨基酸。溶菌酶可以破坏 β-1,4 糖苷键,切断 N-乙酰葡糖胺和 N-乙酰胞壁酸构成的骨架,使肽聚糖分子解离,损伤细菌细胞壁,使菌体裂解死亡。

## 二、实验器材

(1)菌种:微球菌培养物、大肠埃希菌培养物。

(2)培养基:液体培养基。

(3)蛋清:按照 1:100 比例稀释后备用。

(4)实验器械:接种环、试管、一次性吸管、酒精灯、恒温培养箱。

## 三、实验操作

1.制备菌液

用灼烧灭菌后的接种环分别挑取适量微球菌培养物、大肠埃希菌培养物接种灭菌的液体培养基中,每种细菌接种 2 管。接种过程要注意无菌操作,以免受到杂菌污染,影响实验结果。完成接种并标记清楚后,置于 37 ℃恒温箱中培养 18~24 h。

2.滴加溶菌酶

(1)取出微球菌培养物、大肠埃希菌培养物各 1 管,分别向其中滴加 6 滴稀释蛋清,加样过程中需遵循无菌操作。

(2)取出恒温箱中剩余微球菌培养物、大肠埃希菌培养物各 1 管,不加稀释蛋清以作对照实验。

3.结果的观察及判定

加入溶菌酶 20 min 后观察各试管中液体培养物状态,结合对照组情况,菌液由浑浊变澄清者为溶菌酶实验阳性。

## 四、注意事项

(1)由于涉及细菌的接种与培养,故实验过程应严格遵循无菌操作,以免产生杂菌污染,影响实验结果的准确性。

（2）在非定量观察性实验中,合理设计对照实验有助于排除误差,使结果判定更准确。

## 五、实验结果

（1）观察实验结果并记录（表7-1）。

表7-1　溶菌酶实验结果

| 实验组别 | 实验组 | | 对照组 | |
| --- | --- | --- | --- | --- |
| 细菌类别 | 微球菌 | 大肠埃希菌 | 微球菌 | 大肠埃希菌 |
| 加蛋清前菌液 | | | | |
| 加蛋清后菌液 | | | | |

（2）尝试用已有知识解释该实验结果。

## 六、医路助考

（1）[多选题]青霉素和溶菌酶的作用位点如彩图7-4所示,根据图中信息,下列选项说法错误的是(　　)。
A.溶菌酶可用于治疗革兰氏阳性菌（$G^+$）引起的感染
B.青霉素可用于治疗革兰氏阳性菌（$G^+$）引起的感染
C.溶菌酶可用于治疗革兰氏阴性菌（$G^-$）引起的感染
D.青霉素可用于治疗革兰氏阴性菌（$G^-$）引起的感染
E.溶菌酶和青霉素均可用于治疗革兰氏阳性菌（$G^+$）引起的感染
（2）[简答题]分析溶菌酶能否用于革兰氏阴性菌（$G^-$）感染的临床治疗,为什么?

## 七、实验作业

（1）简述溶菌酶实验的原理、步骤和操作要点,如实记录实验结果。
（2）根据相关理论知识,分析实验结果。

## 八、知识拓展

溶菌酶是在生物体内广泛分布的一种黏多糖水解酶,具有抗菌、抗病毒、抗炎、增强抗生素疗效及加快组织恢复的作用,是一种天然的抗感染物质。从药理学角度分析,溶菌酶抗细菌感染的根本原因是该物质能液化革兰氏阳性菌细胞壁的不溶性多糖,将其水解成可溶性黏肽,即可通过破坏β-1,4糖苷键,切断N-乙酰葡糖胺和N-乙酰胞壁酸构成的骨架,使肽聚糖分子解离,损伤细菌细胞壁,使菌体裂解死亡。对于革兰氏阴性菌而言,虽说溶菌酶能够破坏其细胞壁的肽聚糖成分,但由于外膜的保护作用,溶菌酶的杀伤作用微乎其微,因此,革兰氏阴性菌引起感染的药物治疗通常不会选用溶菌酶进行。

　　临床工作容不得半点惰性,更不能是惯性使然。即便一样的感染性疾病,病原菌种类不同,治疗方案就千差万别,因此,临床治疗就必须在检验结果的指导下进行,这样才能对症下药,减轻患者的痛苦。作为医疗工作者,一举一动都要维护医者德行,对得起医者良心。

（孙仪征）

# 项目八
# 细胞免疫功能测定

## 学习目标：

（1）掌握淋巴细胞分离的具体方法、淋巴细胞转化实验的原理和方法、E花环实验的原理。

（2）熟悉淋巴细胞分离的临床意义、淋巴细胞的形态特征、E花环实验的操作方法及油镜下E花环的形态与计数办法。

（3）能够自主完成淋巴细胞分离操作，在显微镜下观察淋巴细胞的形态大小及染色性，熟练地使用超净操作台进行无菌操作，学会安全地使用紫外灯，学会识别并计数E花环。

（4）巩固练习静脉采血方法，明确临床操作技术的重要性，加强无菌操作意识，深植实验中控制变量的重要性，建立科学、严谨的科研态度，培养踏实认真的工作态度，同时增强实验技能，提高科研素质。

---

### 案例导学与分析

临床出具的血常规检验单里包含一项淋巴细胞的指标，你对淋巴细胞有多少了解？淋巴细胞在血液中占据着什么样的地位？它对机体正常功能的发挥又起着什么样的作用呢？

体检日期：2022-10-23　　　　　　医生：马××

| 血常规名称 | 结果 | 提示 | 单位 | 参考范围 |
|---|---|---|---|---|
| 白细胞计数（WBC） | 6.3 | — | 10~9/L | 4.0-10.0 |
| 淋巴细胞计数（Lymph） | 2.8 | — | 10~9/L | 0.6-4.1 |
| 中间细胞计数（Mid） | 0.5 | — | 10~9/L | 0.1-1.8 |
| 中性粒细胞计数（Gran） | 3.0 | — | 10~9/L | 2.0-7.8 |
| 淋巴细胞百分比（Lymph%） | 44.5 | ↑ | % | 20.0-40.0 |
| 中间细胞百分比（Mid%） | 8.6 | — | % | 1.0-15.0 |
| 中性粒细胞百分比（Gran%） | 46.9 | ↓ | % | 50.0-70.0 |
| 红细胞计数（RBC） | 4.30 | — | 10*12/L | 3.50-5.50 |
| 血红蛋白（HGB） | 130 | — | g/L | 110-160 |

续表

| 血常规名称 | 结果 | 提示 | 单位 | 参考范围 |
|---|---|---|---|---|
| 血细胞比容（HCT） | 37.4 | — | % | 36.0~48.0 |
| 红细胞平均体积（MCV） | 87.0 | — | fL | 80.0~99.0 |
| 红细胞平均血红蛋白（MCH） | 30.2 | — | pg | 26.0~35.0 |
| 平均血红蛋白浓度（MCHCO） | 347 | — | g/L | 320~410 |
| 红细胞分布宽度变异系统数（RDW-CV） | 13.4 | — | % | 11.5~14.5 |
| 红细胞分布宽度标准差（RDF-SD） | 43.2 | — | fL | 35.0~56.0 |
| 血小板计数（PLT） | 123 | — | 10~9/L | 100~300 |
| 血小板平均体积（MPV） | 10.0 | — | fL | 7.4~10.4 |
| 血小板分布宽度（PDW） | 16.2 | — | % | 15.0~17.0 |
| 血小板压积（PCT） | 0.123 | — | % | 0.108~0.282 |

想要回答以上问题，首先得好好认识认识淋巴细胞这一"群体"。

# 任务一  淋巴细胞的分离及观察

## 一、实验原理

外周血中含有白细胞、红细胞、血小板三类血细胞。白细胞包括粒细胞、单核细胞和淋巴细胞，其中淋巴细胞（lymphocyte）是体积最小的白细胞。淋巴细胞由骨髓、胸腺等淋巴器官产生，具有免疫识别功能，是机体发挥免疫应答效应的重要参与者，是淋巴系统几乎全部免疫功能的主要执行者，是机体对抗外界感染和监控体内细胞变异的一线"士兵"。

由于各种血细胞的比重（相对密度）不同（表8-1），利用淋巴细胞分离液（聚蔗糖-泛影葡胺分层液）通过密度梯度离心能使血液中不同细胞分层。经离心后，不同比重的血细胞呈梯次分布：红细胞比重较大（1.092），位于最下层；中性粒细胞等多核白细胞紧贴红细胞层之上；单个核细胞（包括淋巴细胞和单核细胞，比重1.075~1.090）分布在血浆和分层液之间，形成白膜。吸取白膜层可获得以淋巴细胞为主的单个核细胞，将得到的单个核细胞重悬后即可于显微镜下观察到其中的淋巴细胞。

表8-1 外周血中细胞种类及不同细胞相对密度

| 细胞种类 | 细胞相对密度（比重） |
|---|---|
| 红细胞和多形核白细胞 | 1.092 |
| 淋巴细胞和单核细胞（PBMC） | 1.075~1.090 |
| 血小板 | 1.030~1.035 |

## 二、实验器材

（1）标本：肝素抗凝人全血。

（2）试剂：淋巴细胞分离液（聚蔗糖–泛影葡胺分层液，比重 1.075～1.092）、肝素抗凝剂、生理盐水、RPMI1640 培养基、台盼蓝染液、2.5%碘酒、75%酒精等。

（3）实验器械：一次性注射器、无菌棉签、一次性塑料试管、玻璃试管、塑料吸管、载玻片、低速离心机、光学显微镜、天平、小烧杯等。

## 三、实验操作

（1）加抗凝剂：取一支一次性试管，向其中加入适量肝素抗凝剂。

（2）抽血：规范操作抽取静脉血若干毫升，放入已加肝素抗凝剂的试管内，混匀制成抗凝人全血（每 1 mL 全血加 0.1 mL 125～250 U/mL 肝素溶液即可）。

（3）稀释：向盛有抗凝人血的试管内加入与血液等量的生理盐水，混匀，制成稀释血样。

（4）加分离液：加适量淋巴细胞分离液于离心管内备用。

（5）叠加：用刻度吸管吸取稀释血液，在距分离液液面约 1 cm 处，沿离心管内壁缓慢滴加。

（6）离心：配平后，转速 2000 r/min 离心 20 min。待离心机停稳后，取出离心管，可见管内液体分层，自下至上依次为：红细胞层、分离液层、白膜层（以淋巴细胞为主的单个核细胞）、血浆层（淡黄色，内有血小板）（彩图 8-1）。

（7）吸白膜：缓慢拿起离心管，平视管内液面，先吸弃部分血浆，再将吸管插入白膜层，环绕管壁旋转轻轻吸出白膜，将白膜移入洁净的一次性塑料试管内。

（8）洗细胞：向白膜所在塑料管内加 2～3 mL 生理盐水，吹打混匀后配平（目测即可），1000 r/min 离心 5 min。离心完成后弃上清。如法再重复洗 2～3 次。

（9）重悬细胞：最后一次清洗离心后，弃去上清，再向管中加入约 0.5 mL 生理盐水，轻轻吹打混匀。

（10）染色：加 1～2 滴台盼蓝染液，静置染色 5 min。

（11）镜检：移液器吸取细胞悬液 10 μl 于洁净载玻片上，显微镜下观察淋巴细胞形态、染色。

## 四、注意事项

（1）使用离心机离心时需配平，以防离心过程中标本飞溅。

（2）完成静脉采血使用过的针管和针头要分开存放，后期统一处理，防止造成医源性污染。

（3）叠加过程需轻缓，保证稀释抗凝血于分离液间界限清晰。

（4）细胞经离心分层后，缓慢小心吸取，切勿打破形成的细胞层。

### 五、实验结果

结果观察：活细胞的选择透过性排斥染料，不能被染色，镜下观为晶莹的小亮点；死亡细胞不具选择透过性，染料可渗入将死细胞染成蓝色。镜下观察细胞状态，正常情况下活细胞比例不低于95%。

### 六、医路助考

（1）[单选题]下列关于淋巴细胞分离的说法错误的是(　　)。

A.淋巴细胞的理化特性与其他细胞差异很小，用简单的方法不易分离纯化

B.淋巴细胞的分离利用专门的淋巴细胞分离纯化技术

C.外周血细胞单个核细胞包括淋巴细胞、粒细胞和红细胞

D.利用外周血的细胞的理化特性的差异可以分离不同的细胞群体

E.进行细胞免疫的检测，一般须将待检淋巴细胞从血液中或组织中分离出来

（2）[多选题]淋巴细胞分离的方法是(　　)。

A.黏附贴壁法　　　　　　　　B.吸附柱过滤法　　　　　　　　C.磁铁吸引法

D.Percoll 分离液法　　　　　　E.以上都是

（3）[多选题]对淋巴细胞分离液的基本要求有(　　)。

A.无细胞毒作用　　　　　　　　　　　　B.基本等渗

C.不与血浆等分离物质相溶　　　　　　　D.比重合适

E.须是高渗液

### 七、实验作业

详细记录实验流程，绘图描述镜下细胞情况，完成实验报告。

# 任务二　淋巴细胞转化实验

### 一、实验原理

T 淋巴细胞是机体细胞免疫的主要参与者。机体特异性免疫过程中，T 淋巴细胞介导细胞免疫应答，即 T 淋巴细胞受到抗原刺激后，分化、增殖、转化为致敏 T 细胞，行使对抗原的直接杀伤作用并释放细胞因子发挥协同杀伤作用。细胞免疫是清除细胞内寄生微生物的最为有效的防御反应，也是排斥同种移植物或肿瘤抗原的有效手段。

T 淋巴细胞在体外培养时，受非特异性有丝分裂原，如植物血凝素（PHA）、刀豆蛋白A（ConA）等刺激活化，会出现如细胞体积增大、细胞质增多、核染色质疏松、核仁明显等

一系列变化,亦可转化为淋巴母细胞。通过放射性核素掺入法或形态学方法可检测淋巴细胞的增殖程度,即为淋巴细胞转化实验。淋巴细胞转化实验能够间接估计受试者 T 淋巴细胞识别特异性抗原的增殖反应程度,从而反映机体的免疫功能。

## 二、实验器材

(1)植物血凝素(PHA)溶液 500~1000 g/mL。

(2)细胞培养液:RPMI1640 培养液,按说明书配制完成后抽滤除菌,临用前加入 20% 无菌小牛血清(NBS)、PHA 50~200 μg/mL、双抗(青霉素 100 U/mL、链霉素 100 U/mL),并将 pH 值调控为 7.2~7.4。

(3)染液:吉姆萨-瑞氏染液。

(4)肝素(400 单位/mL,用 Hanks 液配制,0.5 mL 可抗凝血 5 mL)、2.5%碘酒、75%酒精。

(5)耗材及器械:载玻片、无菌棉签、无菌注射器 5 mL 及 7 号针头、试管毛细滴管、培养瓶、高压灭菌器、$CO_2$ 孵箱或恒温培养箱、水平离心机、无菌过滤器、各种吸管、超净台。

## 三、实验操作

(1)抗凝血制备:肘正中静脉抽取静脉血 2 mL 于无菌试管中,随后向试管中加入适量肝素(20 单位肝素/mL 全血)充分混匀,制成抗凝血待用。

(2)淋巴细胞悬液制备:将抗凝人血于 37 ℃下静置 1~2 h,待红细胞沉淀后,吸取上层血浆至另一无菌试管中。离心血浆,2000 r/min 离心 10 min,弃去上清液。用 RPMI1640 培养液重悬沉淀的白细胞,并配成 $1×10^7$ 个/mL 细胞悬液。

(3)在无菌培养瓶中加入 2.4 mL 培养液,并向其中加入 0.6 mL 细胞悬液(含 $6×10^6$ 个细胞)。

(4)按 30 μg/mL 向培养液中加入 PHA,置于 37℃培养 68~72 h(培养过程中,每天翻动培养瓶 1~2 次)。

(5)培养结束后取出培养瓶振荡,以重悬细胞。

(6)将细胞悬液移入试管中,1000 r/min 离心 5 min。吸去上清液,混匀沉淀物后取一滴于载玻片上,推成头、体、尾分明的血膜。

(7)待血膜干燥后,用吉姆萨-瑞氏染液染色。

(8)油镜下观察每张玻片的头、体、尾三段,每段各两纵列,分别计数转化和未转化的淋巴细胞数,求出淋巴细胞转化率。

## 四、注意事项

(1)本实验要求严格无菌操作,否则会影响实验结果。

(2)PHA 的加入量要适当,过多或过少都会影响转化率。一般需根据不同的厂家、批号及实践经验定量。

### 五、实验结果

**1.用形态学方法判断转化率**

掌握淋巴细胞的形态学至关重要,应根据细胞的大小、核与浆的比例、胞质的染色性、核结构和核仁的有无等特征进行判别(表8-2)。

表 8-2　淋巴细胞转化前后各指标变化

| 项目 | 未转化的淋巴细胞 | 转化的淋巴细胞 | |
|---|---|---|---|
| | | 过渡型淋巴细胞 | 淋巴母细胞 |
| 细胞直径(μm) | 6~8 | 12~16 | 20~30 |
| 核大小变化 | 不增大 | 增大 | 增大 |
| 染色质 | 密集 | 疏松 | 疏松 |
| 核仁 | 无 | 有或无 | 有且清晰,1~4 个 |
| 有丝分裂 | 无 | 无 | 有或无 |
| 有无胞质 | 极少 | 增多 | 增多 |
| 胞质着色结果 | 天青色 | 嗜碱 | 嗜碱 |

(1)成熟的小淋巴细胞:与未培养的小淋巴细胞一样为 6~8 μm,核染色致密,无核仁,核与胞质比例大,胞质染色为轻度嗜碱性。

(2)过渡型淋巴细胞:比小淋巴细胞大,约 10~20 μm,核染色致密,但出现核仁,此为与成熟小淋巴细胞鉴别要点。

(3)淋巴母细胞:细胞体积增大,约 20~30 μm,形态不整齐,常有小突起,核变大,核质染色疏散,有明显核仁 1~2 个,胞质变宽,常出现胞质空泡。

(4)其他细胞:如中性粒细胞在培养 72 h 后,绝大部分衰变或死亡呈碎片。

**2.计算**

淋巴细胞转化率=(转化淋巴细胞数/转化淋巴细胞+未转化淋巴细胞数)×100%

转化的淋巴细胞包括淋巴母细胞和过渡型淋巴细胞,未转化的淋巴细胞指的是成熟的小淋巴细胞。在正常情况下,PHA 淋巴细胞转化率为 60%~80%,如为 50%~60%则偏低,50%以下则为细胞免疫功能低下。

### 六、医路助考

(1)[单选题]淋巴细胞转化实验用来测定(　　)。

A.对疾病的易感性　　　　　　　B.体液免疫功能　　　　　　　C.细胞免疫功能

D.对抗原刺激的反应性　　　　　E.以上选项均不是

(2)[单选题]可刺激 B 淋巴细胞增殖转化的刺激物是(　　)。

A.PWM　　　　　B.PHA　　　　　C.MHC　　　　　D.ConA　　　　　E.BCG

(3)[单选题]下列关于转化后的淋巴细胞的描述中,错误的是(　　)。

A.细胞变大　　B.核仁消失　　C.胞质扩大　　D.出现空泡　　E.染色质疏松

## 七、实验作业

绘图说明淋巴细胞转化前后的形态特征;记录实验过程,完成实验报告。

# 任务三　E花环形成实验

## 一、实验原理

正常人外周血T淋巴细胞表面具有能与绵羊红细胞(SRBC)结合的受体,称E受体,即T细胞特有的一种表面标志——CD2分子。在一定条件下,体外培养的T细胞能与SRBC结合,形成以T细胞为中心,周围环绕绵羊红细胞的花环样细胞团,称为E花环。由于T细胞的异质性,在4 ℃条件下放置1 h以上的花环数代表T细胞总数,称总花环(Et花环),T细胞与SRBC混合后不经4 ℃作用立即形成的花环数称为活性花环(Ea花环)。本实验可反映受试者T细胞的数量,测定细胞免疫功能。

## 二、实验器材

(1)血液:肝素抗凝血2 mL/组。

(2)试剂:聚蔗糖–泛影胺分层液、Hanks液(pH值为7.2~7.4)、0.8%戊二醛溶液(pH值为7.2~7.4)、灭活小牛血清。

(3)染液:吉姆萨–瑞氏染色液。

(4)SRBC悬液:无菌脱纤维绵羊静脉血100 mL加Alsever's保存液50 mL,置于4 ℃冰箱中保存。

(5)实验器械:试管、载玻片、离心机、水浴锅等。

## 三、实验操作

1.分离淋巴细胞

抗凝血经分离液密度梯度离心后,用Hanks液配成。

2.淋巴细胞悬液的制备

取肝素抗凝血2 mL,用2 mL Hanks液稀释,轻缓操作将稀释抗凝血叠加于2 mL分离液之上,2000 r/min离心20 min;使用毛细吸管吸出位于血浆和分离液之间的乳白色单个核细胞于一新试管中,并加入5 mL Hanks液洗2~3次(每次清洗1500 r/min离心10 min,弃上清液),清洗完毕后用Hanks液配制成$10^7$个/mL淋巴细胞悬液。

3.制备绵羊红细胞悬液

实验开始前取出保存于Alsever's液中的绵羊红细胞(SRBC),用Hanks液洗3次,每

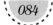

次 1500 r/min,离心 10 min,随后弃上清。

用 Hanks 液重悬 SRBC,配成 1% SRBC 悬液,细胞浓度约为 $8 \times 10^7$ 个/mL。

4.Et 花环实验

(1)吸取 1 mL 1% SRBC 悬液于离心管中,随后向其中加入淋巴细胞悬液和灭活小牛血清各 1 mL,混匀,37 ℃水浴 5 min。

(2)取出水浴后的细胞混悬液,500 r/min 离心 5 min,置于 4 ℃冰箱中 1~2 h。

(3)取出 4 ℃处理后的细胞,沿管壁向其中加入 2 mL 0.8%戊二醛,再置 4 ℃条件下固定 20~30 min。

(4)取出上述混合液,吸弃适量上清,管中留约 2 mL 即可,轻轻吹打混匀沉淀细胞。

(5)染色及观察:①湿片法观察是指取 1 滴细胞悬液滴加于载玻片上,加少许吉姆萨-瑞氏染液染色,加盖玻片后高倍镜下观察计数。②干片法观察是指取适量细胞悬液涂片,待自然干燥后用吉姆萨-瑞氏染液染色 10 min,水洗,干燥,于高倍镜或油镜下进行观察计数。

5.Ea 花环实验

(1)取 0.1 mL 淋巴细胞悬液,加入 0.1 mL 1% SRBC 及 20 μl 灭活小牛血清,混匀,37 ℃水浴 5 min。

(2)取出水浴后的细胞混悬液,500 r/min 离心 5 min。

(3)离心后吸弃一半上清液,轻旋试管使沉淀细胞重悬,加入 0.8%戊二醛溶液 0.1 mL,置于 4 ℃冰箱固定 20~30 min。

(4)取出固定后的细胞混悬液,轻旋试管混匀细胞。

(5)染色及观察,可用湿片法或干片法,具体方法同 Et 花环实验。

6.结果判定

经吉姆萨-瑞氏染液染色后,淋巴细胞呈蓝紫色或淡蓝色,而 SRBC 不着色,凡 T 细胞中能结合 3 个 SRBC 或以上者即为 E 花环形成细胞。

## 四、注意事项

(1)SRBC 新鲜为好,一般采血后保存在 Alsever's 液(阿氏液)中,可用 2 周。

(2)本实验一般应在 4 h 内完成,若放置时间过久可能导致会结合的 SRBC 自行脱落,从而影响实验结果的准确性。

(3)计数前应重悬沉于管底的细胞,轻旋试管或轻轻吹打至细胞团块松开即可,否则会导致已形成的花环消失或减少,使实验结果低于实际结果。

## 五、实验结果

凡能结合 3 个或 3 个以上 SRBC 者即为 E 花环阳性细胞。计数 200 个淋巴细胞,算出花环形成细胞的百分率。Et 花环正常值为 60%~80%,Ea 花环正常值为 25%~40%。

花环形成百分率=花环形成细胞数/淋巴细胞总数×100%

## 六、医路助考

(1)［单选题］与 E 花环形成有关的 CD 分子是(　　　)。

A.CD3　　　　B.CD2　　　　C.CD8　　　　D.CD4　　　　E.CD5

(2)［单选题］能与绵羊红细胞形成 E 花环的细胞是下列哪种细胞?(　　　)

A.B 淋巴细胞　B.T 淋巴细胞　C.红细胞　　　D.粒细胞　　　E.单核细胞

## 七、实验作业

绘图描述 E 花环形成情况,计算花环形成百分率并完成实验报告。

---

**小贴士**

　　总 E 花环实验(Et)代表外周血中 T 细胞总数占淋巴细胞的百分比。部分 T 细胞具有高亲和力 SRBC 受体,当 SRBC 与淋巴细胞按 8∶1 混合,低速离心后不经低温放置,即能迅速形成 E 花环,称为活性 E 花环(Ea 花环)。活性 T 细胞是 T 细胞的亚群,它与 T 细胞的功能活性密切相关,能更敏感地反映人体细胞免疫的水平和动态的变化,故 Ea 花环实验是目前检测细胞免疫功能最为简便快速的方法之一。除此以外,E 花环实验还具有判断疾病的预后、考核药物疗效等功能。

---

## 八、知识拓展

### T 淋巴细胞的热血日常

　　"收到敌军的遗体,已指派在各处作业的兄弟们加强巡查,注意具有相似样貌体征嫌犯同党,对此类人员多加防范。同时将嫌犯遗体穿着的防弹衣和所携带物品收缴,即刻上交至军工厂做研究之用,相关部门会加紧研发、生产能够击穿嫌犯同党防弹衣等掩蔽物的专用武器,并尽快派发给一线的兄弟们,为后续战斗做足准备。"

　　你以为这是战时军队里的一则通讯?

　　确实如此,只不过这个"军队"是我们身体内的"免疫大军",这场"战争"发生在我们注射过新冠疫苗之后,这则讯息正是由我们体内的 T 淋巴细胞发出的。

　　注射新冠疫苗之后,T 淋巴细胞将接收到的灭活疫苗信息传达至 B 淋巴细胞所在的免疫"军工厂",B 淋巴细胞接收到抗原信号,迅速地活化、增殖并产生相应的抗体,通过体液免疫为机体提供专门针对新冠病毒的特异性保护,我们才能获得相应的免疫力。

　　T 淋巴细胞的工作可谓十分热血,不仅介导细胞免疫,还对 B 细胞介导的体液免疫起着不可或缺的辅助作用。其实我们身体内的每一个组成部分都像 T 淋巴细胞一样兢兢业业,为的就是让生命保持健康活力。作为自己生命的主宰者,我们更应该发挥主导作用,珍爱生命,并在以后的工作中恪尽职守,救死扶伤。

(孙仪征)

# 抗原抗体反应

## 学习目标：

(1)掌握凝集实验的操作方法及结果判定要点、胶体金法早早孕检测的方法及原理。

(2)熟悉间接凝集反应(肥达实验)、胶体金标记技术。

(3)能够自主完成凝集实验,并根据实验需求控制各实验变量,独立完成实验并进行结果判定。

(4)培养严谨认真的工作态度,提升科研素质。

---

**案例导学与分析**

2016年6月的一个晚上,重庆市某小区一名青年女子因腹痛难忍,被家人送往医院就诊。入院后该女子及其家人才知道突然的腹痛并非疾病,而是因为女子怀孕,甚至足月即将生产了! 其实,类似的情况在妇产科并不罕见,许多女性并不能及时发现自己怀孕的事实,甚至有不少女性因为不清楚自身妊娠状况而从事高危活动,造成意外流产。

女性在妊娠过程中都会发生哪些变化? 如何能简单迅速地验证这些变化,检测是否怀孕呢?

血型是指血液成分(包括红细胞、白细胞、血小板)表面的抗原类型。人类血液的血型抗原有500种以上,通常所说的血型是指红细胞膜上的特异性抗原类型,已知其中与临床关系最密切,人们所熟知的是红细胞ABO血型系统及Rh血型系统。如彩图9-1所示为ABO血型鉴定时不同血型的检验结果,为什么不同血型的凝血结果不同呢?

血型检测与早孕检测是否存在某种共通性呢?

---

# 任务一　凝集反应

## 一、实验原理

抗原与抗体能发生特异性结合,当颗粒性抗原与特定的抗体结合后,能在电解质的作用下产生肉眼可见的凝集现象,这一过程称为凝集反应。将诊断血清(已知细菌特异性抗体)与待测细菌混合,如果抗原(待测细菌)与抗体(已知细菌特异性抗体)相对应,则引起细菌凝集,反之则不凝集,据此可判断细菌种类及对细菌进行血清学分型。

直接凝集是在玻片或其他洁净介质上,将诊断血清与被诊断样本充分混匀后直接观察,根据是否出现凝集颗粒判断是否发生了抗原、抗体的特异性结合。当参与抗原抗体结合反应的其中一方(抗原或抗体)因分子小或含量少等原因不易发生凝集反应时,可先将其吸附于载体颗粒的表面,然后再与相应的抗体(或抗原)发生结合,进而出现凝集现象。像这样借助载体颗粒,增大抗原的反应面积,使复合物聚集成可为肉眼所见的凝集颗粒,使原本不产生凝集现象的反应过程产生了凝集反应,称为间接凝集反应。间接凝集反应的灵敏度高于直接凝集反应。

## 二、实验器材

(1)抗体:1:40稀释的伤寒杆菌诊断血清。

(2)抗原:伤寒沙门菌培养物(待测标本)、伤寒沙门菌标准菌株(阳性对照)、大肠埃希菌培养物(阴性对照)、伤寒杆菌H液、伤寒杆菌O液、甲型副伤寒H液、乙型副伤寒H液。

(3)实验器械:接种环、酒精灯、载玻片、记号笔、灭菌试管、试管架、一次性无菌吸管、移液器及灭菌吸头、水浴箱。

## 三、实验操作

### (一)直接凝集反应(玻片凝集实验)

(1)分别取伤寒沙门菌培养物、伤寒沙门菌标准菌株、大肠埃希菌培养物置于适量生理盐水中,制成相应菌悬液。

(2)取一洁净载玻片,记号笔划线分为3个等分区域备用。

(3)使用一次性无菌吸管,吸取适量稀释伤寒杆菌诊断血清于玻片各区域。

(4)接种环灼烧灭菌后,挑取3~5环伤寒沙门菌培养物稀释液加入载玻片最左侧的诊断血清中混匀,再用相同方法依次取伤寒沙门菌标准菌株稀释液与大肠埃希菌培养物稀释液,加入中央和右侧区域的诊断血清中,分别混匀(图9-2)。

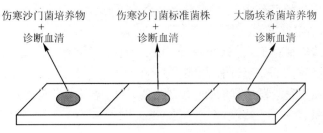

**图 9-2  玻片凝集实验操作示意图**

(5)轻晃玻片,5 min 后观察各区域反应结果,出现肉眼可见的凝集颗粒为凝集反应阳性,反之则为阴性。

### (二)间接凝集反应(肥达实验)

(1)肘正中静脉抽取 5 mL 血液于含有适量肝素的试管中,2000 r/min 离心 10 min 获得上层血清,将血清 1:10 稀释备用。

(2)准备 24 支无菌试管,平均分为 4 组(编号为 Ⅰ~Ⅳ),每组 6 支(编号 1~6)。

(3)将第 Ⅰ 组试管按编号顺序置于试管架上,用移液器向每支试管中加入 0.5 mL 生理盐水。

(4)向 1 号试管中加入 0.5 mL 待诊断血清,混匀后从中吸出 0.5 mL 加入 2 号试管,混匀 2 号试管中稀释血清后,取 0.5 mL 加入 3 号试管,同样操作逐级向 4、5 号试管中加入稀释血清,最后从 5 号试管中吸出 0.5 mL 稀释血清弃去不用。6 号试管作为对照,不加血清(彩图9-3)。

(5)分别向上述 1~6 号试管中加入 0.5 mL 伤寒杆菌 H 液,混匀后置于 45 ℃水浴箱中孵育 90 min。

(6)重复 3~5 步操作,在 Ⅱ、Ⅲ、Ⅳ 组试管中对血清进行倍数稀释,并分别向其中加入伤寒杆菌 O 液、甲型副伤寒 H 液、乙型副伤寒 H 液,振荡混匀后 45 ℃孵育 90 min。

(7)孵育完成后取出观察,并记录结果。

附:肥达实验凝集效价的判断标准

++++  完全凝集,上层液体澄清,细菌凝集块全部沉于管底。

+++  大部分凝集,上层液轻度混浊,凝集块沉于管底。

++  部分凝集,管底有少量凝集块,上层液体较澄清。

+  小部分凝集,管底仅有少量凝集块,上层液体较混浊。

—  无凝集现象,管底液体呈均匀混浊状。

## 四、注意事项

(1)伤寒杆菌为肠道致病菌,实验过程中务必严格无菌操作。结果观察后,将玻片放入盛有消毒液的指定容器内,切忌任意存放或冲洗。

(2)诊断血清应保存于4℃冰箱中,使用时应注意用无菌吸管或灭菌接种环。

(3)诊断血清等试剂如超过有效期限则不宜再使用,以免造成错误诊断。

(4)实验中使用移液器加样时,注意更换吸头,以免混用影响实验结果。

## 五、实验结果

### (一)结果记录

1.玻片凝集实验结果(表9-1)

表9-1　玻片凝集实验结果

| | 凝集现象 | 结果判定 |
| --- | --- | --- |
| 待测菌(伤寒沙门菌) | | |
| 阳性对照(伤寒沙门菌标准菌株) | | |
| 阴性对照(人肠埃希菌) | | |

2.肥达实验结果(表9-2)

表9-2　肥达实验结果

| 血清稀释倍数浓度 | 1 | 2 | 3 | 4 | 5 | 6 |
| --- | --- | --- | --- | --- | --- | --- |
| | 1:20 | 1:40 | 1:80 | 1:160 | 1:320 | 对照 |
| 伤寒杆菌 H 液 | | | | | | |
| 伤寒杆菌 O 液 | | | | | | |
| 甲型副伤寒 H 液 | | | | | | |
| 乙型副伤寒 H 液 | | | | | | |

### (二)结果分析

肥达实验中,实验结果为++凝集现象的血清最高稀释倍数即为该血清的凝集效价。根据实验结果,思考肥达实验的临床意义。

## 六、医路助考

(1)[单选题]关于玻片凝集实验,说法正确的是(　　　)。

A.只能检测抗原,不能检测抗体　　　　B.既能检测抗原,又能检测抗体

C.只能检测抗体,不能检测抗原　　　　D.为半定量实验

E.不能用于 ABO 血型鉴定

(2)[单选题]关于玻片凝集实验,不正确的叙述是(　　)。

A.需适当电解质参与才出现可见凝集现象

B.在一定温度范围,温度升高,反应加快

C.以 pH 值 9 为宜

D.pH 值过低可引起酸凝集

E.一般用于鉴定细菌

(3)[单选题]肥达实验属于(　　)。

A.直接凝集实验　　　　B.间接凝集实验　　　　C.乳胶凝集实验

D.沉淀实验　　　　　　E.中和实验

## 七、实验作业

详细记录实验流程,正确进行结果报告;简述肥达实验的临床意义。

## 八、知识拓展

### 肥达实验的临床应用

肥达反应是临床上伤寒副伤寒的辅助诊断,实验本质属于间接凝集反应,其结果的解释必须结合临床表现、病程和病史,以及地区流行病学情况。机体患伤寒、副伤寒,一般于发病后 1~2 周内血液中出现特异性抗体并且随着病程延长而效价渐升,此时即可为阳性,第 4 周可达峰值,以后又逐渐降低。一般以"O"凝集效价在 1/80 或以上和"H"在 1/160 或以上为阳性。O 抗体主要是 IgM,出现较早;H 抗体主要是 IgG,出现较晚。根据此特点,肥达实验结果有如下诊断价值。

二者均超过正常值,患伤寒的可能性大。

二者均在正常值内,患伤寒的可能性小。

H 抗体效价超过正常值,O 抗体效价正常,可能是接种了伤寒菌苗或者是接种的回忆反应。

O 抗体效价超过正常值,H 抗体效价正常,可能是伤寒早期或者其他沙门氏菌感染。

H 抗体效价超过正常值,O 抗体效价超过正常值,可能感染伤寒。

一般间隔 1~2 周复查,若抗体效价比前次结果增高 2~4 倍,则具有诊断价值。

# 任务二　胶体金早早孕检测实验

## 一、实验原理

女性怀孕一周后,尿液中就能测出一种特异性的激素——人绒毛膜促性腺激素

（human chorionic gonadotropin，HCG）。人绒毛膜促性腺激素是由胎盘的滋养层细胞分泌的一种糖蛋白，成熟女性因受精的卵子移动到子宫腔内着床后，形成胚胎，在胚胎发育成长为胎儿的过程中，胎盘合体滋养层细胞产生大量的 HCG，这些 HCG 可通过孕妇血液循环而代谢到尿液中。妊娠 1~2.5 周时，孕妇血清和尿液中的 HCG 水平即迅速升高，至第 8 周达到高峰，随后逐渐降低，孕期第 4 个月时下降至中等水平，并一直维持到妊娠末期。

HCG 的检查对早期妊娠诊断有着重要意义。非妊娠期健康人的尿液中不含或仅含极少量的 HCG（一般不高于 10 IU/L）。怀孕后，HCG 含量就不断升高，到怀孕一周时约为 25 IU/L，4 周时可达 HCG 含量峰值，约 200 IU/L，后又逐渐下降。目前市场上流通的妊娠诊断试剂中，能测定尿液中 HCG 最低含量为 25 IU，因此在临床妊娠诊断中能检测到 HCG，即认为怀孕。

胶体金早早孕试纸由人绒毛膜促性腺激素（HCG）抗体、羊抗鼠 IgG 固相硝酸纤维膜和胶体金标记的抗 HCG 单克隆抗体及其他试剂依次粘贴而成。已和胶体金结合的抗体（免疫复合体），既具有与对应抗原结合的特性，又具有胶体金的颜色，因此若标本中有相应的抗原，则在抗原抗体反应发生处金颗粒聚集，出现一定的色度。实验的本质是免疫层析双抗体夹心法的原理。

## 二、实验器材

（1）实验耗材：一次性尿杯、一次性手套。

（2）试剂：胶体金早早孕试纸。

（3）待检样本：尿样。

## 三、实验操作

（1）使用一次性尿杯或其他洁净容器收集适量尿液。

（2）准备包装完好的胶体金早早孕试纸，沿铝箔袋切口部位撕开外包装，取出试纸等待后续检测使用。

（3）将试纸带有箭头标志的一端朝下，浸入盛有待检测尿样的一次性尿杯中（尿样高度应低于 MAX 线，或手持试纸使 MAX 线始终高于尿样页面），约 3 s 钟后取出平放（图 9-4）。

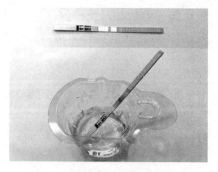

图 9-4　早早孕试纸及检测演示

(4)于5~10 min 内观察试纸条上的检测结果,并做出准确判断。

## 四、注意事项

(1)原则上一天之内的尿液均可进行检测,但由于人体经过一夜的睡眠以后,尿液浓缩导致晨尿 HCG 水平较高,故推荐使用晨尿进行检测,可获得更为精准的检测结果。

(2)若实验使用前试纸条保存于低温条件下,则需提前取出,复温后方可打开包装,如此可避免空气中的水分冷凝于试纸上影响实验的准确性。

(3)检测前勿用手反复触摸反应膜或浸湿试纸。

(4)用于检测的尿液不能超过试纸条上标注的 MAX 线。

(5)出现无效结果或检测错误时应重视,可适时重新检测。

## 五、实验结果

观察试纸条,若检测线和对照线位置均有色带出现,表示怀孕,实验结果记为阳性;仅对照线位置出现一条紫红色带而检测线位置无色带出现,表示未怀孕,实验结果记作阴性;如无色带出现或检测线位置出现色带而对照线处无色带,则说明试纸条已失效,本次实验结果无效,应适时重测(彩图9-5)。

## 六、医路助考

[单选题]胶体金早早孕试纸检测 HCG 的方法是(　　　　)。

A.胶乳集抑制法　　　　　　　　　　B.放射免疫(RIA)测定法

C.酶联免疫吸附实验(ELISA)法　　　　D.免疫层析双抗体夹心法

E.凝集抑制实验

## 七、实验作业

观察并记录实验结果,完成实验报告。

## 八、知识拓展

### HCG 与生殖系统健康

临床上,HCG 的检测除了能进行妊娠检测的判断以外,对于妊娠相关疾病、滋养细胞肿瘤等疾病的诊断、鉴别和病程观察等均有一定价值。

(1)正常妊娠时 HCG 于末次月经后 60~70 日达峰值,持续1~2 周开始下降,至分娩后2 周降至正常。反应线早期随 HCG 增高而加深,在接近峰值时出现"高浓度效应",即反应线随 HCG 增高而减弱。

(2)异位妊娠8~9 日后 $\beta$-HCG 才降至正常,尿检也可出现阳性。

(3)流产或分娩恢复期尿检会出现 HCG 阳性,一般在人工流产和自然流产后分别需要 30 日和 19 日 β-HCG 能降至正常,足月分娩无胎盘残留时需 12 日降至正常。

（4）生殖系统出现病变时体内 β-HCG 升高,葡萄胎、侵蚀性葡萄胎、绒毛膜癌、滋养细胞肿瘤等生殖系统疾病 β-HCG 均异常增高,此时利用试纸检测可能会因浓度过高引起的"高浓度效应"使 T 线减弱。

由此可见,临床检验结果的准确分析对疾病诊断至关重要,医护人员在工作中应做到严谨、认真,常怀一颗对患者负责、为患者解忧的医者仁心。对即将走向医护岗位的医学生来说,在学习之初就要树立优良的医德医风意识,还要学会从多角度、多层次看待和分析问题,用更专业、更缜密的知识体系武装自己,为日后的救死扶伤打好坚实基础。

（孙仪征）

# 病毒的形态观察与培养

## 学习目标:

(1)掌握病毒的形态与基本结构,实验动物的接种、剖检的方法。

(2)熟悉病毒的严格细胞内寄生的特性及实验室常用的病毒培养方法。

(3)了解病毒电镜标本的制备方法,单层细胞的制备、鸡胚接种及动物接种等病毒培养技术。

(4)通过学习病毒的形态观察与培养,为后期学习以及防治病毒性疾病奠定理论基础。同时,需要同学们注意的是在处理病毒时,安全问题非常重要。主要有两点:一是避免工作人员在实验室感染;二是防止病毒从实验室扩散,以免对人类造成不可挽回的损失与灾难。

---

**案例导学与分析**

2020年4月13日,圣彼得堡国立大学新闻处宣布,将在圣彼得堡大学沿岸街的十二学院大楼为"病毒学之父"德米特里·约瑟福维奇·伊万诺夫斯基(1864~1920)建立博物馆。藏品主要是档案文件以及伊万诺夫斯基使用过的科研工具。

想一想:为什么要给伊万诺夫斯基修建博物馆?他为什么被称作"病毒学之父"?

---

病毒属于非细胞型微生物,体积微小,结构简单,必须于活细胞内寄生增殖。其测量单位为纳米(nm)。不同种类的病毒大小不一,形态多样。它的基本结构是由蛋白质衣壳包绕着单一类型的核酸(DNA 或 RNA),复杂的病毒在其衣壳外还有一层包膜,包膜外面还有刺突。

病毒可以引起人类的多种疾病。常见的病毒有流感病毒、肝炎病毒、人类免疫缺陷病毒、疱疹病毒、狂犬病病毒以及新型冠状病毒等。病毒的分离培养是病毒性质研究、流行病学监测、临床诊断、药物筛选以及疫苗的制备的重要方法。由于病毒无完整的细胞结构,具有严格的细胞内寄生性,因此必须提供活的机体或组织、细胞才能使其增殖。常用的分离和培养病毒的方法有动物接种、鸡胚培养及组织细胞培养等。

# 任务一　病毒的电子显微镜观察

## 一、原理

病毒体积微小,通常利用电子显微镜放大数千倍甚至数万倍才能观察到。用磷钨酸染色后发现在黑色背景中病毒如同一个个亮晶晶的空洞,这种现象称为负染色。负染色是一种反衬染色,即高密度物质如重金属磷钨酸等在透射电镜下形成黑色的背景,反衬低密度的标本如病毒为白色透亮,从而清楚地显示出被衬物的细微结构。

## 二、器材

含有病毒的临床标本、电子显微镜、离心机、2%磷钨酸盐染液、铜网、载玻片、2%琼脂、镊子、滤纸等。

## 三、操作

(1)将含有病毒的临床标本制备成悬浮液,超速离心至病毒颗粒≥$10^7$颗粒/mL 或先经相应抗血清处理后,收集离心沉淀。

(2)将 2%琼脂熔化,取约 3 mL 于一干净载玻片上,待制成薄片后切成小块备用。

(3)用加样枪取一滴病毒液沉淀物于琼脂块表面。

(4)取一片铜网,包被面向下,放于病毒液上直至液体变干。

(5)用镊子小心将铜网夹起,放入 2%磷钨酸盐染液中染色 1~2 min。

(6)取出铜网,用滤纸小心吸去多余的染色液,待干后用电子显微镜观察。

## 四、注意事项

(1)注意悬液样品的纯度:待染色的悬液样品虽然不要求很纯,但如果杂质太多将会干扰染色反应和电镜的观察。

(2)样品悬液的浓度要适中:太稀时,在电镜下寻找样品将很困难;太浓时,样品的堆集会影响观察。

## 五、结果观察

电子显微镜下观察病毒的大小、形态、结构、衣壳的对称性、是否有包膜等。目前发现最大的病毒直径为 300 nm 左右;最小的病毒直径只有 20 nm 左右;大多数病毒的直径在 150 nm 以下。大多数病毒的衣壳呈二十面体立体对称,也有一些是螺旋对称或复合对称。

### 六、医路助考

（1）［单选题］观察病毒所用的工具是（　　　）。

A.放大镜　　　　　B.低倍镜　　　　　C.高倍镜　　　　　D.电子显微镜　　E.油镜

（2）［单选题］病毒的形态哪种多见？（　　　）

A.球形　　　　　　B.杆状　　　　　　C.丝状　　　　　　D.蝌蚪形　　　　　E.弹头形

（3）［单选题］下列描述病毒的基本性状中，错误的是（　　　）。

A.专性细胞内寄生　　　　　　　　B.只含有一种核酸

C.形态微小，可通过细菌滤器　　　D.结构简单，无典型细胞结构

E.可在宿主细胞外复制病毒成分

### 七、作业

描述观察到的病毒的大小、形态、结构、衣壳的对称性、包膜等特征。

### 八、知识拓展

伊万诺夫斯基，1864年10月28日生于圣彼得堡附近的尼克斯乡村，幼年丧父，后举家迁移到彼得堡的一个贫民区。他在研究烟草花叶病的病因时，推想这种病可能是由细菌引起的。于是他将患花叶病的烟草榨出汁液，用能将细菌滤去的过滤器进行过滤，然后再用过滤后的汁液去感染正常的烟叶，结果发现正常的烟叶也患病了。而这也成了其病毒研究的第一步，并最终促成了病毒的发现。伊万诺夫斯基也由此而成为病毒学之父。从某种意义上说，他可以说是第一位"病毒猎手"。苏联在莫斯科建立了伊万诺夫斯基病毒研究所，而且医学科学院每年给本年在病毒学上最优秀的工作者颁发伊万诺夫斯基奖。

# 任务二　病毒的动物接种法

### 一、原理

动物接种是分离病毒较原始以及常用的培养方法之一，其有以下三个方面的优点。

（1）可用于分离鉴定病毒。

（2）可用于病毒传代培养，以减弱或降低毒株对人的致病力。

（3）可用来制备抗病毒血清。

但也存在缺点：动物本身可能就带有病毒，因此可能混淆实验结果。常用的动物有小鼠、大鼠、豚鼠、兔和猴等，接种的途径有皮下、鼻内、皮内、腹腔内、脑内、静脉等。根据

病毒种类不同,选择敏感动物及适宜接种部位。

## 二、器材

一次性注射器、小白鼠、酒精棉、剪刀、镊子、酒精灯、火柴等。

## 三、操作

(1)小白鼠皮下注射:注射部位选择在颈背部皮肤或后肢外侧皮肤。将小鼠放在粗糙的平面上,左手拇指和食指轻轻捏起背部皮肤,右手用酒精棉局部消毒,然后持注射器钝角角度将针头刺入皮下。稍稍摆动针头,若容易摆动,则表明针尖确实位于皮下。注射后拔针时,左手捏住针刺部位,以防止药液逸出。

(2)腹腔注射:左手固定小鼠,呈头低位,腹部朝上,右手用酒精棉局部消毒,持注射器在下腹部白线稍左或稍右部位(避开膀胱)向头端穿刺,针头与皮肤呈30°,刺入腹腔后有落空感,注射时应无阻力。操作时针头不要刺入太深、太靠上,以免伤及内脏。

(3)脑内接种:通常多用乳鼠(1~3日龄)。接种时,用酒精棉球消毒其右侧颅部毛皮,以最小号针头吸取接种物,于两耳根连接线中点略偏耳朵方向,经皮肤及颅骨稍向后注射,不要注入太深,注射完毕拔出针头,以酒精棉球压住针孔片刻。

## 四、注意事项

(1)接种途径应该根据病毒的亲嗜性而定。
(2)实验用过的动物尸体应妥善处理,以免造成传染,可以采用深埋、高压蒸汽灭菌等方法进行处理。

## 五、结果观察

实验动物经接种后死去,应对其尸体进行剖检,以观察其病变情况。先用肉眼观察动物体表以及接种部位有无变化。其次用无菌剪刀解剖尸体,注意皮下组织是否有出血、水肿等病变,同时观察腋下、腹股沟淋巴结是否有病变。然后用注射器吸取腹腔渗出液,直接培养或涂片检查。最后,可再观察其他器官是否发生病变,也可取脑组织做检查。

## 六、医路助考

[单选题]小白鼠皮下注射常选用的部位是(　　　　)。
A.臀部和大腿部　　　　　B.腹部或大腿内侧　　　　　C.背部
D.耳部　　　　　E.尾部

## 七、作业

记录接种病毒后小白鼠的病变情况。

# 任务三　病毒的鸡胚接种法

## 一、原理

鸡胚接种法是常用的病毒分离培养方法之一,可用来培养多种对鸡胚敏感的病毒,例如流感病毒、流行性腮腺炎病毒、单纯疱疹病毒等,具有操作简便、来源容易、本身带病毒情况少等优点,因此常用其来分离、鉴别以及繁殖病毒。鸡胚主要用 4 种途径接种不同部位,这里主要介绍绒毛尿囊膜和尿囊腔两种接种方法。

## 二、器材

9~11 日龄的鸡胚、10~12 日龄的鸡胚、碘酒、检卵灯、1 mL 无菌注射器、石蜡、培养箱、铲刀、铁锥等。

## 三、操作

### (一)尿囊腔接种法

(1)照胚:取 9~11 日龄发育良好的鸡胚,观察气室及胚胎位置,标出气室底边,在无大血管处标出尿囊腔注射部位。

(2)消毒:气室向上,放置鸡胚于卵架上,用碘酒消毒蛋壳所标记的位置。

(3)打孔:在所标记注射部位用剪刀尖端打孔。

(4)注入病毒:用无菌注射器抽取病毒接种物,将针头与蛋壳呈 30°角方向沿小孔斜向刺入,注入 0.2 mL 于尿囊腔内。

(5)封孔:用熔化的石蜡封闭注射孔。

(6)孵育与收获:35 ℃孵育数天后收获。

### (二)绒毛尿囊膜接种法

1.天然气室法

取 10~12 日龄鸡胚,检卵灯下标记天然气室,用碘酒消毒气室部位,用镊子去除卵壳与壳膜,在绒毛尿囊膜上滴加病毒接种物后,用玻璃纸与石蜡封闭接种口,35 ℃培养箱孵育,数日培养后观察结果。

2.人工气室法

(1)10~12 日龄鸡胚,检卵灯下标记胎位,在其附近无大血管处用碘酒消毒。用铲刀在消毒部位的卵壳上锯一个三角形,同时于气室端碘酒消毒,用铁锥锥一小孔。

(2)打开三角形卵壳,用无菌针头挑破壳膜,勿伤及下层的绒毛尿囊膜,滴加灭菌生理盐水一滴于壳膜上。用橡皮头从气室小孔吸气,可见盐水被吸下,绒毛尿囊膜下沉,形成人工气室。

(3)用无菌注射器吸取病毒接种物滴于绒毛尿囊膜上,玻璃纸与石蜡封口。

(4)35 ℃孵育,数日后收获观察结果。

## 四、注意事项

(1)打孔时注意用力要稳,恰好使蛋壳打通而不伤及壳膜。

(2)应按各类病毒在鸡胚中的适宜生长部位选用适当接种方法。

(3)注意鸡胚所用器械及其他物品均需无菌,严格遵守无菌操作规程。

(4)接种过的鸡胚应气室朝上进行孵育。

## 五、实验结果

(1)鸡胚死亡。

(2)鸡胚胎病理切片。

(3)血凝现象。

## 六、医路助考

(1)[单选题]流感病毒分离培养中,最敏感而特异的方法是(　　　)。

A.细胞培养　　　　　　B.含血的培养基　　　　　　C.鸡胚接种

D.动物接种　　　　　　E.以上都不是

(2)[单选题]不能用于检查病毒的方法是(　　　)。

A.鸡胚卵黄囊接种　　　　B.动物接种　　　　　　　C.鸡胚尿囊接种

D.人工培养基培养　　　　E.细胞培养

(3)[单选题]鸡胚的哪些部位不可用于病毒的接种?(　　　)

A.绒毛尿囊腔　　　B.尿囊腔　　　C.羊膜腔　　　D.卵黄囊　　　E.脑

## 七、作业

观察并记录实验结果。

## 八、思考题

为什么病毒只能在活细胞内增殖?

# 任务四 病毒细胞培养法及接种病毒结果观察

## 一、原理

在体外将组织细胞分散成单个细胞再培养长成的细胞为细胞培养。细胞培养最常用于培养病毒,可用于病毒学研究、诊断及疫苗制备等方面。利用细胞培养来增殖病毒具有以下特点:细胞培养中的每个细胞对病毒的易感性相同,没有实验动物的个体差异;可在无菌条件下进行标准化的实验,重复性好;病毒增殖可通过观察细胞产生的变化如细胞病变等来判定结果,细胞一般分为梭形(成纤维样)及多角形(上皮样)两类;也可结合免疫学技术检测细胞内有无增殖的病毒。根据细胞的来源、染色体特征及传代次数不同,细胞培养可分为原代培养、二倍体培养、传代培养等。实验室常用的细胞有原代细胞如人胚肾及猴肾细胞;传代细胞如 HeLa 细胞及二倍体细胞等。本实验采用人胚肾单层细胞培养法,在低倍镜下可见细胞成单层均匀贴满管壁,主要为多角形细胞。接种病毒后,细胞发生病变可表现为胞质收缩或细胞肿胀、变圆、脱落以及细胞相互堆积或融合成多核巨细胞等。

## 二、器材

细胞培养瓶、细胞生长维持液、脊髓灰质炎病毒悬液、培养箱、1 mL 吸管。

## 三、操作

(1)取已生长好的人胚肾单层细胞培养管 2 管,倒去营养液,加入维持液 0.9 mL。

(2)取 1 管细胞接种脊髓灰质炎病毒悬液 0.1 mL,使其与细胞接触;另一管不接种病毒作为对照。

(3)每管各加入细胞生长维持液 1 mL。

(4)置 37 ℃恒温箱培养,每天或隔天观察结果,连续 7 天。

## 四、注意事项

(1)细胞生长维持液的 pH 值要适宜。

(2)细胞培养和接种病毒后培养的环境一定要保持无菌。

(3)不同的病毒,敏感的增殖细胞也不同。因此,实际工作中,我们要根据自己所研究的病毒,选择适宜的培养细胞。而丰富的工作经验是需要同学们在以后的工作中脚踏实地、努力钻研才能收获的。

## 五、结果观察

（1）病毒感染细胞的 pH 值会发生变化，其 pH 值会保持原状或者变碱性，这是判别病毒在细胞中增殖的一个指标。

（2）细胞受病毒感染后，细胞会发生病变。接种脊髓灰质炎病毒的细胞病变为细胞团缩变圆、聚集或出现脱落现象。

（3）此外，还可采用免疫荧光法进行检测。

## 六、医路助考

（1）［单选题］不属于测定病毒在细胞内增殖的指标是（　　　）。

A.PFU B.细胞融合 C.CPE

D.培养液 pH 值的变化 E.红细胞吸附

（2）［多选题］下列哪些细胞可用于培养病毒？（　　　）

A.人胚肾细胞 B.HeLa 细胞 C.HEP-2

D.KB 细胞 E.鸡胚成纤维细胞（CE）

（3）［单选题］病毒引起的细胞病变效应不包括（　　　）。

A.干扰现象 B.细胞融合 C.细胞裂解

D.细胞圆缩、脱落 E.形成包涵体

## 七、作业

观察并记录细胞的形态及病毒感染后的细胞病变。

## 八、知识拓展

病毒属于非细胞型微生物，一般只能在活体细胞内复制增殖。在采取了各种实验材质和动物进行培养后，学者们发现脊髓灰质炎病毒只对人胚脑组织展露出少许的亲和性，病毒在组织内可取得一定时间的存活。由于神经细胞培养非常困难，因而脊髓灰质炎病毒的培养和研究也就变得遥不可及。1949 年，波士顿儿童医院研究实验室主任约翰·富兰克林·恩德斯（John Franklin Enders）及其助手使用新的方法（组织细胞培养技术）来培养脊髓灰质炎病毒，并且采用人胚胎组织替代了神经组织。出乎所有人的预料，实验获得了成功。脊髓灰质炎病毒不但在脑组织内成长，在皮肤、肌肉以及肠组织内也获得成长，并可被方便地观测到。1954 年，Enders 及其助手共同获得了当年的诺贝尔医学奖。

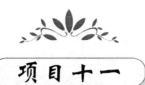

项目十一

# 人体寄生虫学基本实验

## 学习目标：

（1）掌握寄生虫虫卵、幼虫的形态特征。

（2）熟悉寄生虫虫卵、幼虫检查的操作技术。

（3）了解寄生虫成虫形态特征、生活史及致病、传播与防治原则。

（4）通过人体寄生虫学实验让学生认识寄生虫虫卵、幼虫的形态特征，培养学生能够通过不同检查方法辅助诊断临床寄生虫疾病的能力。

### 一、使用显微镜时注意事项

（1）要注意显微镜的型号，熟悉显微镜的结构，便于正确使用。

（2）观察标本时，标本要放在载物台的中央，通过调焦距可清晰看到物像，否则看不到标本；液体标本要放平，不能倾斜，防止液体流动污染显微镜。

（3）观察标本时，镜检者姿势要端正，一般要求两眼同时观察，双手同时并用，左手控制粗、细螺旋调节物体平面，右手控制载物台推进尺，移动观察视野。

（4）显微镜光线的调节在寄生虫标本观察中非常重要。通常情况下染色标本宜用强光观察，液体标本和未染色标本宜用弱光观察。同一种标本，低倍镜观察光线宜弱，油镜和高倍镜观察光线宜强，应根据具体情况通过升降聚光器、扩大或缩小光圈，随时调节光线。

（5）寄生虫玻片标本大多为各种待检物的涂片，如粪便涂片、血液涂片等。因此，观察标本时需寻找涂片中的寄生虫或虫卵。通常先用低倍镜观察，观察时应按一定的顺序，看完整个标本涂片，以免造成漏检。在低倍镜下找到待观察的寄生虫或虫卵时，如果需要进一步放大，观察其详细结构，可换高倍镜或油镜。低倍镜换高倍镜时，应先将待观察物体移至视野中央再转换高倍镜，换高倍镜时，应慢慢换上。避免速度过快导致高倍镜头与玻片相撞。

（6）实验过程中不要擅自移动已经调试好的示教标本玻片，特别是油镜观察时，若移动镜下可能就看不见，需重新调试。

## 二、绘制寄生虫标本图

在寄生虫学研究中绘图是不可缺少的,尤其是寄生虫标本的虫体构造、形态上的细微特征、颜色的变化等,这些都是用文字不能完善表达出来的。有时即使在描述时特别仔细认真,往往用很多文字描述得也不够生动真切,绘制成图则可将这些真实情况描述下来。因此,医学生也应该具备一定的绘图知识和掌握绘图的基本技术。

在寄生虫学实验课上,最常用的绘图法是铅笔线条图(黑白图)和彩色铅笔着色图。铅笔线条图主要用于表达寄生虫不同发育阶段的内部和外部形态构造特征以及虫体的其他详细结构,彩色铅笔着色图用于表现虫体染色标本的形态特征。

## 三、寄生虫学实验的特点与方法

### (一)寄生虫学实验的目的

寄生虫学实验是学习医学寄生虫学的主要内容之一。通过寄生虫学实验,可以验证课堂上所学的基本理论,对部分理论内容加深理解。通过寄生虫标本的观察和基本实验技术操作,可以使学生能够辨认常见的寄生虫,熟悉各种常见寄生虫的病原学检查方法,通过寄生虫学实验基本技能的训练,可以培养学生的动手能力和独立工作能力。

寄生虫感染的实验诊断是临床上确诊寄生虫病的主要依据,包括病原学检查、免疫学检查和实验室常规检查。病原学检查是从血液、排泄物、组织液、分泌物或活体组织中检查寄生虫的某个发育期,是确诊寄生虫感染最可靠的方法。免疫学检查包括血清学实验和皮内实验。血清学实验包括用不同方法检查特异性抗体或抗原,特异性抗体阳性表明患者既往或现在感染,抗原阳性则表明有现在感染;皮内实验的特异性较低,主要供大面积普查和初次筛选患者使用。实验室常规检查时若发现外周血液或其他体液,如胸腔液、脑脊液、心包液中嗜酸性粒细胞增多,常需考虑可能存在寄生虫感染。另外,在活体组织检查时,即使未发现虫体或虫卵,若病理检查报告为嗜酸性肉芽肿,应考虑有寄生虫感染的可能。寄生虫学实验主要是为病原学诊断打基础。

### (二)寄生虫学实验的方法

寄生虫学实验课以寄生虫标本观察为主,包括显微镜观察玻片标本、肉眼观察大体标本和常用的病原学检查技术操作。

### (三)寄生虫学实验的注意事项

(1)认真学习和严格遵守实验室规章制度,以保证实验的顺利完成。

(2)实验用品应准备实验报告册、实验指导、绘图用具如铅笔、橡皮等。

(3)实验操作中应有无菌观念,待检的粪便、组织液等实验材料是有菌的,具有感染性。因此,操作时要避免污染实验台、显微镜、地面及手。实验完成后,要妥善处理实验材料和器具,并注意洗手。

(4)观察标本要认真仔细,按一定顺序进行观察,不得漏检,示教标本不得擅自移动。

(5)树立立体概念和动态的概念。在显微镜下,寄生虫虫卵是一个立体图像,因此观察时必须调节不同的水平面,力求看到寄生虫的全貌。例如寄生虫是一个活的生物,观察时处在不同的发育期,故其形态特征会不断变化。如典型的钩虫卵内含有4个卵裂细胞,若待检粪便放置过久,检查时可能会发现桑葚期钩虫卵,甚至会发现钩蚴。又如成熟的溶组织内阿米巴包囊内有4个核,但观察时在一个水平面上可能仅看到1个或2个,调节平面后才能看到其余的核。

(6)实验结束时应将标本整理好,玻片标本放在标本盒内。若发现标本有缺损,应及时报告实验指导老师。显微镜应擦拭干净,放回显微镜柜内。

# 任务一 医学蠕虫——线虫

## 一、似蚓蛔线虫(蛔虫)

似蚓蛔线虫(Ascaris lumbricoides)简称蛔虫,是人体最常见的寄生虫之一。成虫寄生于人体的小肠内引起蛔虫病。本病呈世界性分布,我国各地都有感染,大多数感染者呈隐性感染,少数感染者临床症状明显,甚至出现多种并发症。

> **案例导学与分析**
>
> 患者,男,8岁。半年来经常感到脐周隐痛,一天前突然发生剑突下阵发性钻顶样疼痛,疼痛并向右肩放射,并伴有恶心、呕吐,曾吐出一条蛔虫,急诊入院。体检:面容痛苦,剑突下偏右轻压痛,腹软,可扪及条索状物。诊断为胆道蛔虫症。经解痉、止痛、中药驱虫治疗后,排出十几条蛔虫。
>
> 分析:
> (1)蛔虫的感染方式是什么?
> (2)患者为什么会出现上述临床表现?
> (3)分析胆道蛔虫症发生的可能诱因是什么?

### (一)实验目的

(1)掌握受精蛔虫卵、未受精蛔虫卵及脱膜受精蛔虫卵的形态特征及粪便直接涂片法。

（2）熟悉蛔虫的生活史特点。

（3）了解蛔虫病的流行、致病情况及防治原则。

（4）通过蛔虫形态结构的观察，了解线虫的一般形态特征。

## （二）观察标本

似蚓蛔线虫卵形态特征观察。

（1）受精蛔虫卵：一般为宽椭圆形，大小为（45~75）mm×（35~50）mm，卵壳厚而透明，卵壳外附着一层凸凹不平的蛋白质膜，因受胆汁染色而呈棕黄色。卵内有一圆形卵细胞，卵细胞两端与卵壳之间多可见半月形空隙，但部分虫卵的卵细胞充满整个卵壳，两端无空隙（图11-1）。

（2）未受精蛔虫卵：为长椭圆形，大小为（88~94）mm×（39~44）mm，卵壳较薄，卵壳外也附着一层凸凹不平的蛋白质膜，卵壳内充满许多大小不等折光性强的卵黄颗粒（图11-1）。

（3）脱蛋白质膜的受精蛔虫卵：有时卵壳上附着的蛋白质膜可以脱落，脱落蛋白质膜的受精蛔虫卵，卵壳呈无色透明。遇有这种虫卵，应注意勿与其他虫卵，尤其是钩虫卵相混淆（图11-1）。

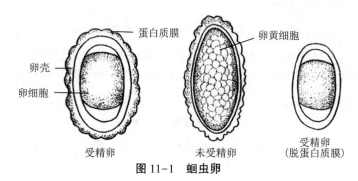

图11-1　蛔虫卵

## （三）示教标本

1.似蚓蛔线虫唇瓣（玻片标本）低倍镜观察

口孔周围有3片唇瓣，背面一、腹面二，呈"品"字形排列。背侧唇有两个乳突，腹侧唇各有一个乳突。唇的内缘有细齿，唇间为三角形口腔。

2.似蚓蛔线虫成虫（瓶装标本）

虫体表皮光滑，可见极细的环纹。观察雌、雄虫体的外部形态和鉴别点。外形似蚯蚓，虫体死后固定标本呈黄白色，雄虫长15~31 cm，尾端向腹侧弯曲成钩状；雌虫长20~35 cm，尾端尖直。

3.似蚓蛔线虫成虫解剖标本（瓶装标本）观察雌、雄虫体的内部构造

（1）消化系统：为单一管道，最前端有口，由口通入食道，下接肠管，雌虫肠管末端为

肛门;雄虫肠管末端通向泄殖腔。

(2)生殖系统:雌雄虫生殖系统均发达,同为细长而盘曲的管状结构。雌虫生殖系统呈细长缠绕的双管形,分为卵巢、子宫、输卵管三部分,各个部分之间无明显界限,最后两条子宫汇合为一短的阴道,阴门开口于虫体前 1/3 的腹面中线上;雄虫生殖系统为一条细长单管形,分为睾丸、储精囊、输精管及射精管各部,射精管通入体后端的泄殖腔,并由此伸出交合刺。

4.似蚓蛔线虫所引起的严重损害疾病

此种疾病有肠梗阻、肠穿孔、胆道蛔虫症、肝脓肿等大体标本。

### (四)操作技术

粪便直接涂片法检查蛔虫卵。

1.所用器材

(1)待检标本:粪便。

(2)生理盐水。

(3)洁净载玻片、盖玻片。

(4)竹签(可用牙签代替)。

2.操作步骤

(1)取一张洁净的载玻片,吸取生理盐水 1 滴,滴于载玻片中央。

(2)用竹签从待检粪便的不同部位蘸取少许粪便。

(3)用竹签将蘸取的少许粪便均匀涂在载玻片中央的生理盐水中,做成一层圆形粪膜,粪膜不能太厚,也不能太薄,粪膜的厚薄以透过粪膜能看到模糊的印刷字迹为准。

(4)为了避免粪膜污染显微镜镜头,在载玻片中央的粪膜上加盖一张盖玻片。

(5)先用低倍镜寻找虫卵,观察玻片时,要按一定的顺序进行观看,以免漏检。

(6)低倍镜寻找到虫卵,把虫卵移之视野中央,换上高倍镜,通过调焦距调至更为清晰。

(7)为了提高检出率,常规检查以三张涂片为标准,连涂三张阳性率可达 95%。

### (五)实验报告

用 2B 铅笔绘出受精蛔虫卵、未受精蛔虫卵和脱蛋白质膜受精蛔虫卵,并标注结构名称和显微镜放大倍数。

## 二、十二指肠钩口线虫、美洲板口线虫(钩虫)

寄生于人体的钩虫(hookworm),主要有十二指肠钩口线虫(Ancylostoma duodenale)和美洲板口线虫(Necator americanus),分别简称为十二指肠钩虫和美洲钩虫。钩虫成虫寄生于小肠上段,主要造成宿主慢性失血,表现为缺铁性贫血。钩虫病是我国曾流行的

"五大寄生虫病"之一。

**案例导学与分析**

患者,男,56岁,农民。因腹痛、黑便、头晕、乏力、心悸一个月,症状加重一周收住入院。体检:面色苍白微肿;血常规检查:RBC $2.07×10^{12}$/L,Hb 50 g/L,血涂片瑞氏染色镜下见红细胞直径小,中央淡染区扩大;粪便检查红细胞满视野,钩虫卵检查阳性;纤维胃镜检查,壶腹部见大量钩虫附着,肠壁有广泛针尖儿状大小出血点。追问病史,患者住房周围有菜地,人粪栽培。有时会赤脚下地劳作。

分析:

(1)患者是如何感染钩虫的?请制定预防再感染的措施。

(2)解释患者出现严重贫血的原因。

## (一)实验目的

(1)掌握钩虫卵的形态特征及两种钩虫成虫形态鉴别。

(2)掌握诊断钩虫感染常用的饱和盐水浮聚法。

(3)了解钩蚴培养法及虫卵计数法。

(4)了解钩虫的致病作用、传播及防治原则。

## (二)观察标本

钩虫卵的形态特征观察(因钩虫卵卵壳薄,无色透明,所以观察时显微镜的光线不宜太强,用暗视野观察,否则无法观察清楚):

(1)低倍镜下特征:椭圆形,无色透明,大小为(56~76)mm×(36~40)mm,卵壳薄,内含4个卵细胞,卵细胞与卵壳之间有透明的腔隙(图11-2)。

(2)高倍镜下特征:除低倍镜下所见特征更为清晰外,可见卵内含有2~8个卵裂细胞,且卵细胞和卵壳间有明显的腔隙;如粪便放置1~2天或数天后,则卵内细胞分裂为多个卵裂细胞或已发育成一条蜷曲的幼虫(图11-3)。

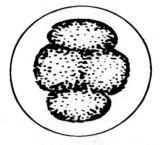

图11-2　钩虫卵(四卵期)

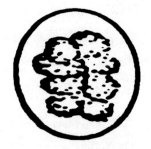

图11-3　钩虫卵(桑葚期)

### (三) 示教标本

(1)两种钩虫口囊(玻片标本)用低倍镜观察:虫体标本的最上端相当于虫体口囊的腹侧。十二指肠钩虫口囊的腹侧有两对钩齿,美洲钩虫口囊的腹侧有一对半月形板齿。

(2)钩虫雄虫交合伞(玻片标本)用低倍镜观察(张开后平面观):十二指肠钩虫交合伞长宽相等或圆形,背肋由远端分两支,每支又分三小支;美洲钩虫交合伞宽度大于长度,略扁,呈扇形,背肋由基部分两支,每支又分两小支。

(3)钩虫雄虫交合刺(玻片标本):十二指肠钩虫交合刺有两根,呈鬃状,末端分开;美洲钩虫交合刺有一刺,末端形成倒钩,常与另一刺合在一起。

(4)虫体寄生状态(大体标本):犬钩虫寄生于小肠,成虫借口囊内的齿咬附于肠黏膜上,被叮咬处有陈旧性的小出血点。

### (四) 操作技术

饱和盐水虫卵浮聚法:利用饱和盐水的比重大于虫卵的比重的原理,使虫卵浮集于液面,以便检查。其主要应用于钩虫卵的检查,但不能用于吸虫卵。因吸虫卵卵壳较薄,并多数吸虫卵有卵盖,饱和盐水易渗入,因而不能上浮。

饱和盐水配制:食盐 40 g,置于 100 mL 水中,加热煮沸使之溶解,冷却后过滤使用。饱和盐水比重为 1.20,钩虫卵比重为 1.06,容易上浮,检出率远较直接涂片法为高,故较为常用。采用 25.5% 浓度的盐水(比重为 1.158)浮聚钩虫卵,检出效果亦佳,可与饱和盐水近似,但蛔虫卵、鞭虫卵的比重大,浮聚效果则差。

(1)使用器材:青霉素空瓶、竹签、载玻片、盖玻片、饱和盐水。

(2)操作步骤:

①加少量饱和盐水于青霉素瓶内。

②用竹签挑取黄豆大小的粪便放于瓶内,调匀成糊状,不可留有粪块。

③加满饱和盐水并使液面稍凸出瓶口。

④盖上载玻片(载玻片需洁净无污)。载玻片要和液面充分接触,载玻片和液面间不可出现气泡,静置 15~20 min。

⑤取下载玻片时,需先平着上提,使其脱离液面,再迅速向内翻转,使玻片粘着液体的一面向上,翻转时用力要均匀,不可太猛,以免玻片上的液体脱掉。

⑥在载玻片有标本处加盖盖玻片,镜检(若盖玻片周围有液体,可用吸水纸吸干)。

### (五) 实验报告

用 2B 铅笔绘出钩虫卵四卵期、桑葚期图,并标注结构名称和放大倍数。

### 三、毛首鞭形线虫(鞭虫)

毛首鞭形线虫(Trichuris trichiura)简称鞭虫,寄生于人体盲肠,导致肠壁组织慢性炎症反应,引起鞭虫病。

---

**案例导学与分析**

患者,女,13 岁,因反复上腹疼痛三年就诊。三年前,患者无明显诱因出现上腹疼痛,伴有恶心、呕吐,无腹泻,喜按,曾在多家医院以胆囊炎、胃炎治疗,病情无明显好转。近来患者腹痛发作频率增加,疼痛难忍,大汗淋漓。体检:腹平软,上腹压痛,无反跳痛,肌紧张,未扪及包块。血常规:WBC $7.4×10^9/L$,RBC $3.0×10^{12}/L$,Hb 100 g/L,白细胞分类:N 45.3%、L 39.1%、E 15.6%。粪便常规检查未见异常,生理盐水直接涂片法检查鞭虫卵阴性。肠镜检查发现回盲部有两条长约 2 cm 的鞭虫,故诊断为鞭虫病。给予阿苯达唑 2 片口服,每日 1 次,连用 3 天,病情迅速缓解,服药第 2 天腹痛完全消失。

分析:

(1)患者确诊为鞭虫感染,但生理盐水直接涂片法检查虫卵阴性,请分析其原因。有哪些措施可以提高检出率?

(2)鞭虫病患者为什么会有贫血的症状?

---

## (一) 实验目的

(1)掌握鞭虫卵的形态特征。

(2)了解鞭虫成虫的外部形态及生活史。

## (二) 观察标本

鞭虫卵形态特征观察:先用低倍镜观察,再换高倍镜观察。大小为(50~54)mm×(22~23)mm,形似腰鼓形,卵壳较厚,两端各有塞状透明栓一个,壳质层外的蛋白质膜被胆汁染成黄褐色,在新鲜粪便中所见到的虫卵内含一个卵细胞(图 11-4)。

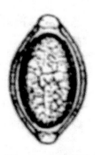

**图 11-4　鞭虫卵**

### (三) 示教标本

鞭虫成虫自然标本观察(瓶装标本):成虫外形似马鞭,虫体前部较细,后部较粗,灰白色。雌虫较长,尾端不弯曲。雄虫较短,尾端向腹面作360°蜷曲,有交合刺一根。

### (四) 操作技术

鞭虫卵检查法:可采用粪便直接涂片法或饱和盐水虫卵浮聚法。

### (五) 实验报告

用2B铅笔绘出鞭虫卵图,并标注结构名称和显微镜放大倍数。

## 四、蠕形住肠线虫(蛲虫)

蠕形住肠线虫(Enterobius vermicularis)又称蛲虫,主要寄生于人体回盲部,引起蛲虫病。本虫呈世界性分布,儿童,尤其是幼儿园、托儿所等集聚场所的学龄前儿童感染率较高。

---

**案例导学与分析**

患儿,女,4岁,因外阴反复瘙痒,夜间加剧一年半入院。曾在多家医院诊断为外阴炎,给予抗生素及消毒剂等外用药物治疗效果欠佳。体检:外阴检查,舟状窝轻微潮红,尿道口有少许黄色分泌物。患儿入睡后发现其肛周有白色蠕动的小线虫,遂确诊为蛲虫病。给予阿苯达唑200 mg顿服,1:5000高锰酸钾溶液坐浴。两天后患者症状消失,三天后出院,嘱一周后再服阿苯达唑200 mg,随诊两个月无复发。

分析:

(1)分析患儿出现外阴瘙痒,夜间加剧的原因。

(2)为什么患儿痊愈出院一周后需再次服药?

(3)为了避免再感染,你认为患儿家长应注意哪些问题?

---

### (一) 实验目的

(1)掌握蠕形住肠线虫虫卵的形态特征。

(2)掌握蠕形住肠线虫成虫的形态特征。

(3)熟悉蠕形住肠线虫虫卵的特殊检查方法——透明胶纸法。

(4)了解肛门拭子法诊断蛲虫病的技术操作。

（5）了解蛲虫病的流行、致病情况及防治原则。

## （二）观察标本

蛲虫卵形态特征观察：低倍镜下显示无色透明,反光性较强,观察时光线不宜太强。大小为(50~60) mm×(20~30) mm,卵壳较厚,长椭圆形,两侧不对称,一侧较平,另一侧稍凸,如"D"字形。高倍镜下显示除低倍镜下所见特征更为清晰外,可见卵内有一蜷曲的幼虫(图11-5)。

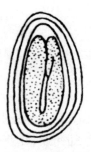

图 11-5　蛲虫卵

## （三）示教标本

1.蠕形住肠线虫成虫(瓶装标本)

虫体乳白色,纺锤形,尾端长而尖细,尖细部分占虫体长的1/3,雌虫大于雄虫,雌虫大小为 8~13 mm。

2.蠕形住肠线虫成虫(玻片染色标本)

成虫经卡红或复红染色后封片保存,低倍镜下观察。虫体外被具有横纹的角皮质,头部两侧有膜状的膨出物,即头翼。虫体借头翼吸附在肠壁上,口周有 3 个小唇瓣。食道下端膨大呈球形,称食道球。雌虫尾部长直尖细,生殖器官两套,一套在阴门前,一套在阴门后,各由卵巢、输卵管和子宫构成,两个子宫汇合成细长阴道,开口于虫体中 1/3 的前部腹侧正中线。虫体中部可见充满虫卵的子宫,生殖系统为双管型。

## （四）操作技术

蛲虫卵的检查方法：本虫卵常用棉拭子法或透明胶纸法采集。

1.棉拭子法

（1）使用器材：竹棒、脱脂棉、带塞青霉素空瓶或小试管、载玻片、盖玻片、生理盐水。

（2）操作步骤：取棉拭子浸入生理盐水润湿,在盐水瓶口挤压,除去多余水分,以湿棉拭子在被检者肛门周围皱襞擦拭,然后将棉拭子放入青霉素瓶或小试管内。镜检时先在载玻片上滴一滴生理盐水,取出棉拭子在载玻片盐水中涂擦,涂后加盖玻片,在低倍镜下观察。依顺序观察全片,发现本虫卵后换高倍镜观察其形态特征。

2.透明胶纸法

(1)使用器材:透明胶纸、载玻片、二甲苯、小标签纸。

(2)操作步骤:用宽 2 cm 的透明胶纸剪成 6 cm 长,粘贴于载玻片上,将其一端向胶面折叠 0.5 cm 便于揭开胶纸。检查时取下透明胶纸,用有胶的一面粘在受检者肛门周围,并用手指压一下(用戴手套的手指压一下),再取下粘回载玻片上。镜检时,透明胶纸和玻片间滴加　滴二甲苯使视野更加清晰。注意在玻片一端留出一空,粘上小标签纸,以便记录被检者的姓名、编号、检查日期。

## (五) 实验报告

用 2B 铅笔绘出蛲虫卵图,并标注结构名称和显微镜放大倍数。

## 五、旋毛形线虫(旋毛虫)

旋毛形线虫(Trichinella spiralis),简称旋毛虫,成虫和幼虫分别寄生于同一宿主的小肠和肌肉中,多种动物和人可作为本虫宿主,引起旋毛虫病。该病是重要的动物疫源性人畜共患寄生虫病之一。

---

**案例导学与分析**

患者,男,28 岁,与同事 4 人共餐,食生拌狗肉。五日后,该患者出现恶心、呕吐、腹痛,还伴有厌食、乏力、低热等全身反应而就医。血常规:可见白细胞总数与嗜酸性粒细胞显著增多,按肠炎用抗生素治疗无明显好转。其他 4 人相继也发病,以食物中毒被医院收治。其后,5 人均发生全身肌肉酸痛,以腓肠肌最为明显,眼睑及面部水肿,咳嗽。血清学 ELISA 查旋毛虫抗体,5 人均为阳性,并于一患者肌肉组织内发现旋毛虫囊包,诊断为旋毛虫病。

分析:

(1)这 5 人感染旋毛虫的原因是什么?

(2)联系旋毛虫病的病变过程,讨论两次误诊的原因。

---

## (一) 实验目的

(1)掌握旋毛虫幼虫的形态特征。

(2)熟悉旋毛虫幼虫囊包活组织检查法的技术操作。

(3)了解旋毛虫幼虫囊包的形态特征。

## (二) 观察标本

旋毛形线虫幼虫囊包观察(肌肉压片染色标本,低倍镜观察):在横纹肌内形成梭形囊包,囊包长宽为(0.25~0.5) mm×(0.21~0.42) mm,其常轴与肌纤维平行,两端钝圆,囊内多含1~2条盘曲的幼虫(图11-6)。

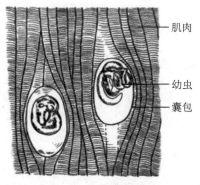

图11-6　旋毛形线虫

## (三) 示教标本

(1)旋毛形线虫成虫(玻片染色标本):低倍镜观察,前端稍细,雌虫长约(3~4) mm×0.06 mm,雄虫长1.4~1.6 mm,宽0.04 mm。咽管总长占体长1/3~1/2。口至神经环这一段为毛细管形,其后膨大,再后又变为长毛细管形。在后部咽管的背侧由一列串珠状杆细胞组成的杆状体所包绕。

(2)旋毛虫幼虫(染色玻片标本):虫体细长,约124 mm×6 mm,在横纹肌内形成囊包。

## (四) 实验报告

用红蓝铅笔绘出旋毛虫幼虫囊包图,并标注结构名称和显微镜放大倍数。

## 六、班氏吴策线虫(班氏丝虫)和马来布鲁线虫(马来丝虫)

丝虫(filaria)以虫体细长如丝线而得名,是一类由吸血节肢动物传播的寄生线虫。成虫寄生于终宿主的淋巴系统、皮下组织或体腔内,引起丝虫病。目前已知在人体内寄生的丝虫有八种,分别是班氏吴策线虫(Wuchereria bancrofti)、马来布鲁线虫(Brugia malayi)、帝汶布鲁线虫(B.timori)、罗阿线虫(Loa loa)、盘旋尾丝虫(Onchocerca volvulus)、链尾棘唇线虫(Dipetalonema streptocerca)、常现棘唇线虫(Dipetalonema perstans)、奥氏曼森线虫(Mansonella ozzardi)。我国仅有班氏丝虫和马来丝虫两种。

案例导学与分析

患者,女,25岁,20年前其母亲发现患者的左侧上、下肢较右侧粗大。7~8岁时上述症状加重,到县医院就医。医生建议其到外地大医院作进一步的诊断,由于经济的原因未能进行,也未作其他医治,症状不断加重。五年前患者开始出现阴部肿大。查体:发现左侧上、下肢较右侧明显粗大,左下肢表皮粗糙,局部有皮下淤血,重压不会出现凹陷。外周血未检见丝虫微丝蚴。ELISA报告血清中有高滴度特异性抗丝虫抗体。

分析:

(1)试说出对患者的初步诊断及依据。

(2)解释为何外周血未检出微丝蚴?

## (一)实验目的

(1)掌握班氏丝虫及马来丝虫微丝蚴的形态特征及其鉴别要点。

(2)掌握厚血膜标本的制作方法。

(3)掌握丝虫生活史特点。

(4)了解丝虫成虫的形态特征、致病、传播和防治。

## (二)观察标本

班氏微丝蚴和马来微丝蚴(玻片染色标本):此标本系厚血膜经苏木精染色制成。先用低倍镜找到染成蓝色的弯曲的虫体,然后置于视野中央,再换高倍镜、油镜观察详细结构。

(1)先观察其外形、鞘膜,区分头尾部位。注意其体核的形状、排列、头间隙与体宽的比例和尾核的有无。

(2)虫体大小、体长、体态,头间隙长度与宽度之比,体核的形态、大小、排列均匀与否,是否清晰可数等,尾部是否尖细,有无尾核(图11-7)。

(3)比较观察两种微丝蚴的主要形态结构及鉴别要点(表11-1)。

表11-1 两种微丝蚴的形态鉴别要点

| 鉴别要点 | 微丝蚴 | |
|---|---|---|
| | 班氏微丝蚴 | 马来微丝蚴 |
| 长宽(mm) | (244~296)×(5.3~7.0) | (177~230)×(5~6) |
| 体态 | 柔和,弯曲较大 | 大弯上有小弯硬直 |
| 头间隙 | 长度与宽度相等或仅为宽度的一半 | 长度约为宽度的2倍 |

续表

| 鉴别要点 | 微丝蚴 | |
| --- | --- | --- |
| | 班氏微丝蚴 | 马来微丝蚴 |
| 体核 | 圆形,较小,大小均匀,排列疏松,相互分离,清晰可数 | 卵圆形,排列紧密,常相互重叠,不易分清 |
| 尾部 | 无尾核 | 有 2 个尾核,前后排列,尾核处较膨大 |

### (三) 示教标本

(1) 丝虫成虫(瓶装标本)体细如丝线,乳白色,表面光滑;雄虫尾部向腹面卷曲 2~3 圈,雌虫尾部钝圆,略向腹面弯曲。

(2) 微丝蚴:油镜观察,注意体态、头间隙、体核、尾核。

1) 班氏微丝蚴(玻片染色标本)(图 11-7)。

2) 马来微丝蚴(玻片染色标本)在尾间隙的最末端有两个尾核,前后排列,尾核所在处尾间隙略有膨大(图 11-7)。

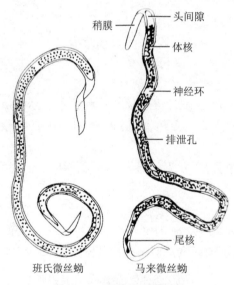

稍膜 —— 头间隙
—— 体核
—— 神经环
—— 排泄孔
—— 尾核

班氏微丝蚴　　　马来微丝蚴

图 11-7　两种丝虫微丝蚴

### (四) 操作技术

微丝蚴检查技术——厚血膜涂片法。

1.使用器材

刺血针、乙醇棉球、消毒干棉球、载玻片、蒸馏水。

2.操作步骤

(1)用左手拇指和示指轻搓被采血耳垂使其充血,然后以乙醇棉球消毒,待乙醇干后,用左手紧捏刺血部位上方,右手持刺血针,快速刺破皮肤,在刺破口两边轻轻挤压即有血滴流出。

(2)以清洁无油的载玻片中部接触耳垂上的血滴,然后用另一载玻片的一角,将血滴均匀涂开,涂成直径约 1.5 cm 的血膜,切记血膜不可太厚,否则溶血时血膜易脱落。

(3)待血膜自干,滴蒸馏水于血膜上,经 5~10 min,待充分溶血,倾去上液,玻片上留一灰白色的血膜,在大规模调查时,不必染色即可镜检,作虫种鉴定必须染色观察。

### (五)实验报告

用 2B 铅笔绘出班氏微丝蚴和马来微丝蚴图,并标注结构名称和显微镜放大倍数。

## 七、医路助考

(1)[单选题]蛔虫对人体最大的危害是(　　)。

A.夺取营养　　　　　　　B.破坏肠黏膜　　　　　C.引起过敏反应

D.引起并发症　　　　　　E.蛔蚴性肺炎

(2)[单选题]钩虫对人体最严重的危害是(　　)。

A.肺部损害　　　　　　　B.消化道症状　　　　　C.异嗜症

D.贫血　　　　　　　　　E.钩蚴性皮炎

(3)[单选题]蛲虫病的主要临床表现是(　　)。

A.贫血　　　　　　　　　B.失眠　　　　　　　　C.腹痛

D.肛门及会阴皮肤区痒感　E.腹泻

# 任务二　医学蠕虫——吸虫

## 一、华支睾吸虫(肝吸虫)

中华支睾吸虫(Clonorchis sinensis)简称华支睾吸虫,又称肝吸虫(liver fluke)。成虫寄生于人和多种哺乳动物的肝胆管内,引起华支睾吸虫病(Clonorchiasis),又称肝吸虫病。本虫于 1874 年首次在加尔各答一华侨的胆管内发现。1975 年在我国湖北江陵西汉古尸粪便中发现本虫虫卵,继之又在该县战国楚墓古尸见到该虫卵,从而证明华支睾吸虫病在我国至少已有两千三百年以上的历史。

---

**案例导学与分析**

患者,男性,47 岁,因反复发作性黄疸伴肝功能损害五年余入院。在过去的五年里,患者因腹疼、黄疸伴肝功能损害,曾住院五次,分别诊断为"急性胆囊炎""胆石症""胆汁性肝硬化""胆囊结石""肝内胆管结石""慢性活动性肝炎""肝炎后肝硬化"等,曾行"胆囊切除术"和"脾切除及脾静脉分流术",但黄疸一直未消退,时有右上腹痛、乏力、纳差等症状。本次入院后经认真追问病史,患者曾在深圳工作三年,其间经常进食生鱼,考虑华支睾吸虫病。粪便检查三次,未见虫卵。血清学检查:华支睾吸虫抗体 1∶40 阳性(ELISA 法),皮内实验阳性,诊断为华支睾吸虫病。遂用吡喹酮进行治疗,肝功能逐渐正常,两个月后出院。一年后随访,患者肝功能正常。

分析该患者为何没能得到及时正确的诊断?

---

## (一)实验目的

(1)掌握华支睾吸虫虫卵的形态特征及实验诊断方法。
(2)通过华支睾吸虫成虫形态结构的观察,了解吸虫的一般形态结构。
(3)通过生活史标本的观察,熟悉华支睾吸虫的发育过程,认识第一、第二中间宿主。
(4)通过华支睾吸虫病大体标本的观察,了解此虫的致病作用。

## (二)观察标本

1.华支睾吸虫卵(肝吸虫卵)的形态特征观察(低倍镜找,高倍镜观察)(图 11-8)

华支睾吸虫虫卵是人体寄生性蠕虫卵中最小者,在低倍镜下需仔细寻找,如看到有类似芝麻粒儿状黄褐色的小个体,可能是华支睾吸虫虫卵,再转换高倍镜观察。

低倍镜下特征:卵极小,平均为 29 mm×17 mm,卵壳为淡黄色,形似一粒芝麻,前端窄后端宽,内部结构不能辨认。

高倍镜下特征:卵壳较厚,在卵较窄的一端有一向上突出的卵小盖,称卵盖,微调显微镜小螺旋可见与卵盖相接触处的卵壳向两侧稍突呈肩峰状,卵盖嵌入其中。虫卵下端较宽且钝圆,有的虫卵在其末端尚可见一小豆点儿状的凸起,卵内含一成熟毛蚴,仅能看到轮廓。

2.华支睾吸虫成虫(肝吸虫)形态特征观察(低倍镜观察)(图 11-9)

华支睾吸虫成虫(玻片染色标本)是经过压制固定后的虫体,经明矾卡红或盐酸卡红染色,再经透明处理后,用树胶封片制成玻片染色标本。虫体被染成紫红色。

在显微镜低倍镜下按顺序依次观察:自头端开始观察,顶部腹面有肌组织的环状结构为口吸盘,口吸盘位于虫体前端,染成红色,腹吸盘在虫体前 1/5 处的中央,染成红色,圆形。腹吸盘与口吸盘相似,但较小。

消化道开口于口吸盘中央,其后紧接一个球形膨大的肌组织结构的咽,咽下为食管,食管在虫体前部分为两支肠管,沿虫体两侧直达尾端,肠为盲管。

(1)雌性生殖系统:虫体中央稍偏后,两肠管间有一椭圆形分三叶的卵巢,由卵巢发出输卵管,延长至子宫连接处膨大为卵膜,卵膜外围有梅氏腺,梅氏腺呈点状分布;卵巢与前睾丸间可见一较大的椭圆形受精囊,开口于输卵管;子宫由卵膜开始,在虫体中部盘曲上升,开口于生殖孔;卵黄腺由颗粒状滤泡组成,分布在虫体中 1/3 两侧。生殖系统的形态和位置为吸虫虫种鉴定的重要依据。

(2)雄性生殖系统:虫体后 1/3 部分有两个前后排列树枝状分支的睾丸,分别称为前睾丸和后睾丸。自每个睾丸中央发出一支细输出管,沿虫体中线向前达虫体中部(卵巢前方)合并为较粗的管道,依次为输精管、贮精囊和射精管,至腹吸盘上方开口于生殖孔。输精管、贮精囊和射精管之间的分界,从外形无法判断。由于管道较细,有时被充满虫卵的子宫遮盖,在整装标本中不易分辨,不必深究。

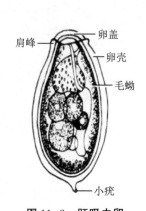

图 11-8　肝吸虫卵

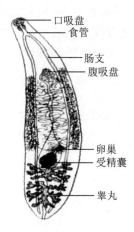

图 11-9　肝吸虫

## (三)示教标本

1.成虫自然形态观察(瓶装标本)

成虫一般由犬或猫的胆管中取得,经压制固定后,保存于 5%～10% 的福尔马林中。

雌雄同体,外形似葵花子,体灰白而透明,前端较窄后端宽钝,个体大小差异显著,一般(10～25) mm×(3～5) mm,为中小型吸虫。

2.华支睾吸虫成虫

成虫寄生在猫的肝胆管内(大体标本)。

3.华支睾吸虫的中间宿主

(1)第一中间宿主:豆螺、沼螺。

(2)第二中间宿主:淡水鱼、淡水虾。

4.吸虫各期幼虫形态观察(染色标本,高倍镜观察)

(1)毛蚴:类椭圆形,体表被覆纤毛,前端有原肠及成对腺体,后部有排泄器官及胚细胞。

(2)胞蚴:毛蚴入螺体后,体表纤毛脱落,体内部分器官退化(如原肠、腺体等),成为球形或囊状,内有胚细胞发育成的若干雷蚴。

(3)雷蚴:袋状,具口、咽及不分叉的盲端肠管,其中胚细胞已发育为若干尾蚴。

(4)尾蚴:分体、尾两部分,体长圆形,有口、腹吸盘,消化器官及排泄器官等。尾单一,或短或长,尾端分叉或不分叉。

(5)囊蚴:球形或类圆形,外有囊壁包绕,内有口、腹吸盘,肠管及排泄囊等结构。囊蚴的形态特征为虫种鉴别的依据之一。

## (四)操作技术

华支睾吸虫卵的检查方法:可用直接涂片法,但由于本虫卵小,直接涂片粪便残渣多,故也常用集卵的办法提高检出率。常用集卵法有水洗自然沉淀法、离心沉淀法、甲醛乙醚浓集法、氢氧化钠消化法和倒置沉淀法等。

倒置沉淀法:

1.使用器材

器材有青霉素空瓶、竹签、载玻片、盖玻片、生理盐水。

2.操作步骤

(1)用竹签挑取粪便约 1 g,放置洁净的青霉素空瓶内,加水约至瓶的 1/3 处,以竹签搅拌粪便成糊状。

(2)静置 0.5~1 min,使粪便内较大残渣下沉。

(3)将上层液倾入另一洁净青霉素空瓶内,再加水与瓶口平,加盖载玻片,使粪液不外溢,且无气泡为适宜。

(4)将瓶倒置。

(5)沉淀 20 min,迅速将瓶翻转,取下载玻片,加盖盖玻片,镜检。

## (五)实验报告

用 2B 铅笔绘出华支睾吸虫卵图,并标注结构名称和显微镜放大倍数。

## 二、卫氏并殖吸虫(肺吸虫)

卫氏并殖吸虫(Paragonimus westermani),又称肺吸虫(lung fluke)。成虫主要寄生于人及多种肉食类哺乳动物的肺脏,引起肺吸虫病(lung fluke disease)。

**案例导学与分析**

患者,男,22 岁。自诉低热、胸痛、乏力,夜间盗汗近三周。询问病史,患者四个月前曾经多次生食淡水蟹。查体:体温 37.8 ℃,右下肺呼吸音减弱,其他未见异常。拍胸片发现右侧胸腔积液。血常规:WBC $12×10^9/L$,E $3.46×10^9/L$。痰查抗酸杆菌阴性,痰查肺吸虫卵阴性。肺吸虫抗原皮内实验阳性,ELISA 阳性(1:1280)。确诊为卫氏并殖吸虫病,经吡喹酮治疗,患者痊愈出院。

分析:

(1)本病例确诊为卫氏并殖吸虫病的依据是什么?

(2)卫氏并殖吸虫病的感染方式是什么?如何预防和治疗?

(3)从本病例中你认为卫氏并殖吸虫病应与哪些疾病鉴别?

## (一)实验目的

(1)掌握卫氏并殖吸虫卵的形态特征。

(2)掌握卫氏并殖吸虫的形态特征。

(3)掌握卫氏并殖吸虫卵的检查方法。

(4)通过观察卫氏并殖吸虫生活史标本掌握本虫的发育过程。

## (二)观察标本

卫氏并殖吸虫虫卵的形态特征观察,先用低倍镜找到虫卵后,再用高倍镜仔细观察(图 11-10)。

(1)低倍镜下虫卵的形态特征:虫卵外形一般为椭圆形或长椭圆形,大小为(80~118) mm×(48~60) mm,最宽处多近卵盖一端,卵盖大,常略倾斜,但也有缺卵盖者。卵盖与卵壳相接触处,卵壳增厚且向外方突出,卵壳较厚,金黄色。卵内有颗粒团块。

(2)高倍镜下虫卵的形态特征:除低倍镜下所见特征更为清晰外,还可见其卵壳厚薄不匀,尤以后端较厚。大部分卵的前端有一扁平的小盖和肩峰,但有的卵无小盖和肩峰;卵内颗粒状团块为 5~10 个卵黄细胞,新鲜标本在卵黄细胞间可见一个卵细胞,卵细胞常位于虫卵中央略偏前部,保存日久的虫卵不易见到。

## (三)示教标本

1.卫氏并殖吸虫成虫玻片染色标本内部结构观察

成虫呈椭圆或长椭圆形,宽长比例为 1:2,口、腹吸盘大小略同,腹吸盘位于体中横线之前。消化系统有口、咽、食管和肠管,肠管分为左右两支,呈弯曲状沿虫体两侧向后延伸至虫体后端,末端为盲端。分叶的卵巢与子宫并列于腹吸盘之后,卵黄腺极发达,分布于虫体两侧。睾丸分支,左右并列在体后端1/3处(图11-11)。

2.卫氏并殖吸虫自然标本观察

体肥厚,活时红褐色,固定标本灰蓝色,呈椭圆或长椭圆形,腹面扁平,背面隆起。

3.卫氏并殖吸虫中间宿主

(1)第一中间宿主:川卷螺。

(2)第二中间宿主:蝲蛄、溪蟹等甲壳动物。

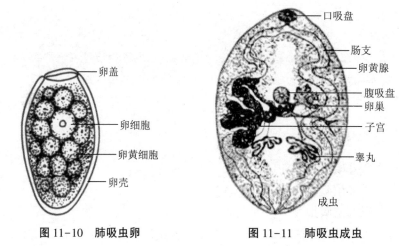

图11-10 肺吸虫卵　　　　　　图11-11 肺吸虫成虫

## (四)操作技术

卫氏并殖吸虫虫卵检查方法:

1.使用器材

实验器材有待查痰液、小烧杯、0.5%氢氧化钾或氢氧化钠溶液、离心机。

2.操作步骤

痰液检查:由于虫卵多随患者的痰液排出,检查时以收集清晨的痰液为佳。取适量肺吸虫病患者痰液,一般为带铁锈色的脓痰,置小烧杯中,加入等量的0.5%的氢氧化钾或氢氧化钠溶液,摇动5 min,在水浴中微荡,离心沉淀,检查沉淀物。有些人常由于吞咽作用将虫卵咽入消化道,故粪便中也可找到虫卵。

## (五)实验报告

用2B铅笔绘出卫氏并殖吸虫虫卵图,并标注结构名称和显微镜放大倍数。

## 三、布氏姜片吸虫

布氏姜片吸虫(Fasciolopsis buski)简称姜片虫,又称肠吸虫,是一种寄生于人、猪小肠内的大型吸虫,可致姜片虫病,此病流行于亚洲。

---

**案例导学与分析**

患者,男,54 岁,农民,上腹部烧灼样隐痛 3 月余,伴夜间明显饥饿感,进食后感腹胀、嗳气、不反酸;间歇性腹泻 2~3 次/日,大便黄稀无黏血,体重减轻 4 kg。曾按"胃溃疡"病治疗无效。体检:中度贫血外貌,浅表未扪及肿大的淋巴结。血常规:Hb 98 g/L,RBC $2.56 \times 10^{12}$/L,WBC $6.8 \times 10^9$/L,N 75%,L 10%,M 5%,E 10%。大小便常规检查无异常,连续两次粪检发现姜片虫卵,最后确诊为姜片虫病。病史追问:喜欢生食荸荠。

分析:

(1)该患者为何被误诊为胃溃疡?姜片虫引起的腹泻有什么特点?

(2)请为本患者提供合理的粪检虫卵方案。

---

## (一)实验目的

(1)掌握姜片虫卵的形态特征。

(2)掌握姜片虫的形态特征。

(3)掌握姜片虫卵的检查方法。

(4)通过观察布氏姜片吸虫生活史标本,掌握本虫的发育过程。

## (二)观察标本

布氏姜片吸虫虫卵的形态特征观察:因布氏姜片吸虫虫卵为人体蠕虫卵中之最大者,虫卵外形一般为长椭圆形,淡黄色,大小为(130~140) mm×(80~85) mm,卵壳薄而均匀,一端有一不明显的卵盖,卵内含一个卵细胞和 20~40 个卵黄细胞(图 11-12)。

## (三)示教标本

(1)布氏姜片吸虫成虫玻片染色标本内部结构观察:虫体扁平,形似姜片。虫体大小为(20~75) mm×(8~20) mm,雌雄同体。本虫是寄生在人体中体型最大的吸虫。口吸盘较小,位于虫体前端,腹吸盘呈漏斗状,位于口吸盘下缘,比口吸盘大 4~5 倍。两个睾丸高度分支呈珊瑚状,前后排列(图 11-13)。

(2)成虫自然形态(瓶装标本)姜片虫为寄生人体吸虫中的最大者,虫体扁平而肥厚,形似姜片,活时为肉红色,死后呈灰白色。

(3)中间宿主与水生植物媒介:

1)扁卷螺——中间宿主。

2)红菱、荸荠等水生植物媒介。

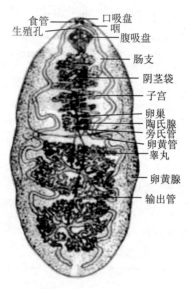

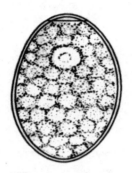

图 11-12　姜片虫卵　　　　　　　图 11-13　姜片虫成虫

## (四)操作技术

粪便直接涂片法检查姜片虫卵,因虫卵大,容易识别,粪检虫卵是确诊姜片虫感染的依据。

1.所用器材

(1)待检标本:粪便。

(2)生理盐水。

(3)洁净载玻片、盖玻片。

(4)竹签(可用牙签代替)。

2.操作步骤

(1)取一张洁净的载玻片,吸取生理盐水1滴,滴于载玻片中央。

(2)用竹签从待检粪便的不同部位蘸取少许粪便。

(3)用竹签将蘸取的少许粪便均匀涂在载玻片中央的生理盐水中,做成一层圆形粪膜。粪膜不能太厚,也不能太薄,粪膜的厚薄以透过粪膜能看到模糊的印刷字迹为准。

(4)为了避免粪膜污染显微镜镜头,在载玻片中央的粪膜上加盖一张盖玻片。

(5)先用低倍镜寻找虫卵,观察玻片时,要按一定的顺序进行观看,以免漏检。

(6)低倍镜寻找到虫卵,把虫卵移至视野中央,换上高倍镜,通过调焦距调至更为清晰。

(7)为了提高检出率,常规检查以三张涂片为标准,连涂三张阳性率可达95%。

## (五) 实验报告

用 2B 铅笔绘出布氏姜片吸虫虫卵图,并标注结构名称和显微镜放大倍数。

## 四、日本裂体吸虫(日本血吸虫)

日本裂体吸虫(Schistosoma japonicum)又称日本血吸虫。其成虫寄生于人及牛、马等哺乳动物的肠系膜下静脉内,引起血吸虫病。血吸虫病是发展中国家最为重要的寄生虫病之一。

---

### 案例导学与分析

患者,女,78 岁,湖北籍。20 年前出现腹部疼痛,排泄黄色稀便,每日 5~6 次,无脓血,伴上腹胀满,反酸,食欲缺乏,无呕吐、发热,经对症治疗缓解。以后上述症状反复发作,曾在多家医院就诊,均诊断为慢性胃肠炎,治疗效果不佳。整个病程曾呕血、黑便一次,胃镜检查未见异常,半月前因上述症状加重入院。追问病史有疫水接触史。入院体检:巩膜黄染,中上腹明显压痛,肝大,降乙结肠可扪及,腹移动性浊音阳性,说明有腹水,B 超显示肝脏硬化。直肠黏膜组织活检发现日本血吸虫卵,临床诊断为慢性血吸虫病。

分析:

(1)通过血吸虫生活史说明血吸虫病是如何感染的。

(2)血吸虫哪些发育阶段会致病? 以哪个阶段致病最严重?

(3)解释急性期患者出现腹泻等胃肠道症状的原因。

(4)列举血吸虫病的常用诊断方法。上述急性病例用哪种简便方法即可确诊?

---

### (一) 实验目的

(1)掌握日本血吸虫卵的形态特征。

(2)了解日本血吸虫成虫的形态特点。

(3)了解日本血吸虫病常用的病原学诊断方法。

(4)了解日本血吸虫的生活史及其致病机制。

### (二) 观察标本

日本血吸虫卵形态特征观察:先用低倍镜找到虫卵后,再用高倍镜仔细观察(图 11-14)。

(1)低倍镜下虫卵的形态特征:虫卵外形一般为椭圆形或类圆形,淡黄色,大小为

（54～63）mm×（40～58）mm，卵壳较薄，无卵盖，卵壳一侧有一小棘，卵壳周围常附着有坏死组织、粪渣等污物。虫卵内含有一个成熟的毛蚴。

（2）高倍镜下虫卵的形态特征：除低倍镜下所见的虫卵特征更为清晰外，还可见到卵壳一侧有一小刺，位于卵的中横线与顶端之间，但有时看不到，无卵盖，卵内为一毛蚴，毛蚴和卵黄膜间有油滴状折光性强的毛蚴分泌物。

### （三）示教标本

（1）日本血吸虫成虫自然形态，雌雄异体，雌虫常寄居于雄虫的抱雌沟内。雄虫粗短，虫体呈圆柱形，灰白色，大小为（10～22）mm×（0.5～0.55）mm，背腹扁平，口、腹吸盘较发达，腹吸盘以下，背腹略扁，虫体两侧向腹面卷曲，形成抱雌沟。雌虫细长，大小为（12～28）mm×（0.1～0.3）mm。虫体呈圆柱形，深褐色，口、腹吸盘较小，雌虫的发育成熟必须有雄虫的存在和合抱（图11-15）。

（2）日本血吸虫寄生在家兔肠系膜静脉内的大体标本。

（3）日本血吸虫卵所致肝脏损害，大体标本可见多个灰白色结节。

（4）日本血吸虫病患者直肠组织压片，可见直肠黏膜虫卵结节中有许多虫卵，有的卵内毛蚴结构比较清晰，有的尚未发育成熟，有的已钙化。卵内有清晰梭形毛蚴结构者为活卵或内部结构模糊者为死卵，此为临床常用的诊断方法之一。

（5）日本血吸虫中间宿主——钉螺。

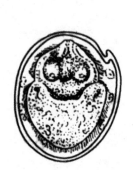

图11-14 日本血吸虫卵

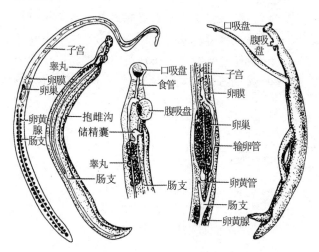

图11-15 日本血吸虫成虫

### （四）操作技术

1.日本血吸虫卵粪检方法

可用直接涂片法或集卵法进行检测。集卵的方法很多，如重力沉淀、离心沉淀、尼龙袋集卵等。另外,根据日本血吸虫虫卵在水中适宜条件下很快孵出毛蚴的生活史特点,也可用毛蚴孵化法检查血吸虫卵。在流行区常常用自然沉淀法加毛蚴孵化法(简称沉孵法)作为常规检查的方法。

2.日本血吸虫卵沉孵法

(1)使用器材:小烧杯、长玻璃棒、竹棒、细铜丝筛、500 mL 锥形量杯、橡皮头吸管、载玻片、三角烧瓶、孵箱。

(2)操作步骤:①以竹棒挑取粪便约 30 g 放入烧杯内,加少量清水,用玻璃棒调成糊状,再加较多清水稀释粪便。②置铜丝筛于锥形量杯上,倾粪液入筛过滤,再以少量清水冲洗筛内粪渣 1~2 次,滤毕即将盛粪渣的小筛置于污物桶内。③在锥形量杯内加清水至杯口处,静置 20 min,细心倾去上层液体留下粪渣。如此反复换水至上液变清为止。④倾去最后一次上层液后,即可用吸管取少量粪渣作涂片 3 张镜检虫卵,如均为阴性,再开始下一步骤。⑤将粪渣全部倾入 250 mL 或 125 mL 的三角烧瓶内。⑥加清水距瓶口约 1 cm(适宜 pH 值为 7.2~7.6)。⑦置烧瓶于 20~30 ℃有灯光的孵箱内,如室温高达 20 ℃以上,可置室内向光处孵化。⑧4 h 后开始用肉眼、放大镜观察,观察时眼要平视烧杯颈部,毛蚴呈灰白色、点状,常在近水面处做直线运动,经 24 h 仍无毛蚴发现始可认为是阴性。

## (五)实验报告

用 2B 铅笔绘出日本血吸虫卵图,并标注结构名称和显微镜放大倍数。

## 五、医路助考

(1)[单选题]华支睾吸虫成虫寄生于人体( )。

A.肝脏　　　　　　B.肠系膜静脉　C.腹腔　　　　　D.肝胆管　　　　E.肺脏

(2)[单选题]华支睾吸虫的诊断阶段是( )。

A.虫卵　　　　　　B.毛蚴　　　　C.胞蚴　　　　　D.雷蚴　　　　E.尾蚴

(3)[单选题]血吸虫病的病变主要由( )引起。

A.尾蚴　　　　　　B.童虫　　　　　C.成虫　　　　　D.虫卵　　　　E.胞蚴

# 任务三　医学蠕虫——绦虫

## 一、链状带绦虫,肥胖带绦虫

链状带绦虫又称猪带绦虫、猪肉绦虫或有钩绦虫,是我国主要的人体寄生绦虫。其成虫寄生于人体的小肠,引起猪带绦虫病,又称猪肉绦虫病;幼虫囊尾蚴寄生于人或猪的组织内,引起猪囊尾蚴病,又称猪囊虫病。

肥胖带绦虫又称牛带绦虫、牛肉绦虫或无钩绦虫。其成虫寄生于人体的小肠,引起牛带绦虫病,又称牛肉绦虫病。囊尾蚴则寄生于牛、羊等动物的组织内,引起牛囊尾蚴病。

---

### 案例导学与分析

患者,女,50岁,农民。因步态不稳,时有踩空感,来医院就诊。颅脑核磁共振(MRI)检查发现脑内多发高密度大小不等病变,怀疑为脑转移瘤。追问病史,无生和半生食猪肉的习惯,但该地区用新鲜粪便给菜园施肥,其女儿一年来大便中常排出白色节片,即做囊虫酶联免疫吸附实验,结果阳性而诊断为脑囊虫病。

分析:

(1)请分析该患者患脑囊虫病的可能原因。

(2)该患者的女儿可能患有什么疾病?请为她提供实验诊断依据?

---

## (一)实验目的

(1)掌握猪带绦虫和牛带绦虫的鉴别要点。

(2)掌握带绦虫卵的形态特点。

(3)掌握猪带绦虫囊尾蚴的形态特征、检查方法及致病情况。

(4)了解猪带绦虫和牛带绦虫生活史的主要异同点。

## (二)观察标本

带绦虫卵形态特征观察(因虫卵小,先低倍镜找到虫卵,后用高倍镜观察)见图11-16。

因两种带绦虫卵的卵壳薄,极易破裂,故自粪便查得的卵绝大多数仅见厚厚的棕黄色的胚膜和卵内的六钩蚴。两种虫卵的形态无法区别,故统称为带绦虫卵。

低倍镜下带绦虫卵的形态特征:圆形,直径为31~34 mm,浅棕色,胚膜厚,内有六钩蚴。

高倍镜下带绦虫卵的形态特征:胚膜上可见放射状条纹,六钩蚴中有砍刀状小钩。

## (三)示教标本

1.猪带绦虫囊尾蚴

猪带绦虫囊尾蚴又称猪囊虫,形态结构观察见图11-17。

低倍镜下观察:为白色半透明的囊状物,大小为5~8 mm,囊内充满透明的囊液。囊壁上有一向内翻卷收缩的头节,呈白色点状,其结构与成虫头节相似。

2.两种绦虫成虫自然形态大体标本

经驱虫后在患者大便中取得完整成虫,放置清水中虫体经充分伸展后,用5%~10%福尔马林液固定保存。虫体乳白色,带状,分节。头节细小,紧接颈部,后为体节。与颈部接近的节片,宽度大于长度,是幼节。中部节片近正方形,是成节。远端节片长度大于宽度,是孕节。这三种节片是逐渐发育形成的,没有绝对分界线。

3.两种带绦虫的头节低倍镜下观察

(1)链状带绦虫头节:顶部略似球形,周围有4个杯形吸盘,顶端有一向前突出的顶突,其上有2圈大小相间排列的小钩(图11-18)。

(2)肥胖带吻绦虫头节:顶部略呈方形,有4个发达的吸盘,无顶突及小钩(图11-19)。

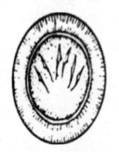

图11-16 带绦虫卵

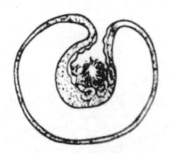

图11-17 猪囊尾蚴

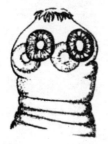

图11-18 猪带绦虫头

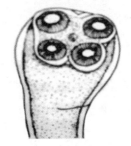

图11-19 牛带绦虫头

4.链状带绦虫成节观察(染色标本)

低倍镜下观察:成熟节片近正方形,卵巢位于节片中央,分为左右两大叶和中央一小叶;节片后缘卵巢下方为滤泡状卵黄腺;卵巢与卵黄腺之间为边缘不清外围梅氏腺的卵膜;从卵膜发出一直管状子宫,子宫前端为盲端,直达节片前缘;从卵膜伸出一根管状阴道,直通节片侧缘生殖腔,生殖腔以生殖孔开口通外界;生殖孔的位置在节片一侧,或左或右不定。睾丸呈滤泡状,散于节片两侧,输出管过细不易辨识,输精管弯细,位于阴道上方,由雄茎囊与节片侧缘生殖腔相通。

5.两种绦虫孕节观察(墨汁注射标本,肉眼观察)

固定标本的孕节,从子宫干注入墨汁,封片制成(图11-20、图11-21)。

孕节呈长方形,纵贯节片中央为子宫干,自子宫干向两侧延伸出的分支称子宫分支,链状带绦虫一侧子宫分支为7~13支,牛带绦虫每侧为15~30支。

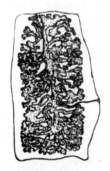 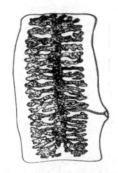

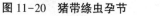

图 11-20　猪带绦虫孕节　　　　图 11-21　牛带绦虫孕节

6.猪带绦虫囊尾蚴

此为寄生在猪肌肉、猪脑、猪心、猪眼等处的大体标本。

### (四)操作技术

猪带绦虫囊尾蚴的检查方法。

1.使用器材

实验器材有载玻片、解剖刀、解剖镊。

2.操作步骤

肌肉内的囊尾蚴呈半透明"水泡"状,内有白色米粒状头节。以解剖刀取下,夹在二载玻片间,双手拇、食指各持一端加压力,挤破囊泡,置低倍镜下观察。

本次检查猪带绦虫囊尾蚴。

### (五)实验报告

(1)用2B铅笔绘出带绦虫虫卵图,并标注结构名称和显微镜放大倍数。

(2)用2B铅笔绘出两种绦虫孕节图。

## 二、医路助考

(1)[单选题]误食"米猪肉"可使人感染(　　　　)。

A.猪肉绦虫病　　　　　　　B.牛肉绦虫病　　　　　　　C.猪囊尾蚴病

D.微小膜壳绦虫病　　　　　E.曼氏迭宫绦虫病

(2)[单选题]人患囊尾蚴病是因误食了(　　　　)。

A.猪肉绦虫卵　　　　　　　B.牛肉绦虫囊尾蚴　　　　　C.猪肉绦虫囊尾蚴

D.猪肉绦虫六钩蚴　　　　　E.牛肉绦虫卵

# 任务四 医学原虫

## 一、溶组织内阿米巴

溶组织内阿米巴(Entamoeba histolytica)又称为痢疾阿米巴,主要寄生于人体结肠腔内,在一定条件下可侵入肠壁组织或其他器官组织,分别引起肠内阿米巴病与肠外阿米巴病。

---

### 案例导学与分析

患者,女,46岁,农民。腹疼、腹泻8天。当地卫生院以"细菌性痢疾"给予庆大霉素治疗无效。近三天腹泻次数减少,但腹疼加剧,伴轻度的里急后重,大便呈果酱色。体检:体温38.2 ℃,患者精神尚可,皮肤弹性略差。腹壁软,左下腹有轻度压痛。尿常规检查无异常。粪便检查:暗红色,有腥臭味,有中量黏液。生理盐水直接涂片可见大量红细胞、少量白细胞和溶组织内阿米巴大滋养体,确诊为急性阿米巴性痢疾。给予甲硝唑口服治疗,两周后症状消失,粪检滋养体阴性。

分析:

(1)患者初诊时为什么会被误诊为细菌性痢疾?

(2)如何在镜下鉴别溶组织内阿米巴的大滋养体与吞噬细胞?

---

### (一)实验目的

(1)掌握溶组织内阿米巴大滋养体的形态特征。

(2)掌握溶组织内阿米巴包囊和结肠内阿米巴包囊形态的鉴别要点。

(3)掌握碘液染色检查包囊的方法。

(4)掌握溶组织内阿米巴的生活史要点,以了解阿米巴病的传播及其防治原则。

### (二)观察标本

(1)溶组织内阿米巴包囊苏木素染色标本(经低倍镜-高倍镜寻找,油镜观察):包囊球形,直径5~20 mm,核1~4个,圆形,核仁多居中。糖原泡在染色过程中被溶解成空泡,拟染色体棒状,两端钝圆,染成青黑色(图11-22)。

(2)结肠内阿米巴包囊苏木素染色标本(经低倍镜-高倍镜寻找,油镜观察):包囊球形,直径10~30 mm或更大,明显地大于溶组织内阿米巴包囊,拟染色体常不清晰,似碎片儿或草束状,两端尖细不整,糖原泡较大,成熟包囊有8个核,核的结构同滋养体

（图11-23）。

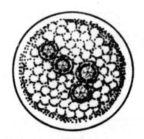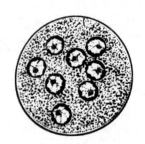

图11-22　溶组织内阿米巴包囊　　　图11-23　结肠内阿米巴包囊

### （三）示教标本

（1）溶组织内阿米巴滋养体苏木素染色标本（油镜观察）：收集患者带有脓血的粪便，用竹棒挑取少许，置于洁净玻片的中线偏一侧，做一均匀涂片，立即经肖定氏染液将粪便中的滋养体杀死、固定，后经铁苏木素染液染色、脱水、透明片而制成固定染色标本。

虫体分外质和内质两部分。外质无色透明，约占虫体1/3，内质颗粒状，内含一个泡状细胞核及被吞噬的红细胞，核圆形，核膜内缘有大小相等、排列均匀的染色质粒，核仁多居中，也可偏位。

（2）结肠内阿米巴滋养体苏木素染色标本（油镜观察）：滋养体较溶组织内阿米巴滋养体略大，细胞质呈粗颗粒状，内外质不分明，内质含大量细菌、酵母菌、淀粉粒及食物泡，不含红细胞，核膜内缘染色质粒粗细不均，排列不均，核仁经常偏位。

（3）溶组织内阿米巴活滋养体（高倍镜观察）：取阿米巴病患者的脓血便或自培养基中取材，立即涂片检查，室温低时要注意保温，注意其运动特征。

虫体作定向的"阿米巴运动"，先是外质伸出舌状或指状伪足，随即内质流入伪足，使整个虫体向着伪足伸出的方向运动。内质含有核（不易看清），有时可见被吞噬的红细胞（人工培养的滋养体不含红细胞）。

### （四）操作技术

碘液染色检查包囊。

1.使用器材

5%福尔马林结肠内阿米巴包囊保存液、5%卢戈液、载玻片、盖玻片、竹棒。

2.操作步骤

（1）滴一小滴碘液于载玻片上。

（2）用竹棒蘸取少许保存液在碘液中涂成薄涂片。

（3）盖以盖片镜检。

注意：涂片不可厚，要薄，碘液不可多，滴要小（加盖玻片后翻转玻片，盖玻片不动为准）。

碘液染色结肠内阿米巴包囊形态:呈黄色,较溶组织内阿米巴包囊大,核1~8个(4个以上常见),核仁常偏于一侧,糖原泡着棕色,但多不清晰。

检查阿米巴包囊,除用碘液染色外,尚可用硫酸锌离心浮聚法,这是利用溶液比重对包囊的浮力以达到浓集的目的;也可用汞醛碘离心沉淀法,这种方法是利用汞的防腐、碘的染色、醛的固定和乙醚的脱脂作用,使粪便中的包囊达到分离沉积及短期储存的目的。

### (五)实验报告

用2B铅笔绘出溶组织内阿米巴包囊及结肠内阿米巴包囊图,并标注结构名称和显微镜放大倍数。

## 二、疟原虫

疟原虫(Plasmodium)隶属于医学原虫的孢子虫纲,全部营寄生生活。目前已知疟原虫有130余种,分别寄生于人类和其他多种哺乳动物,包括鸟类和爬行类。寄生于人体的疟原虫有四种,即间日疟原虫(Plasmodium vivax)、恶性疟原虫(P.falciparum)、三日疟原虫(P.malariae)和卵形疟原虫(P.ovale),分别引起间日疟、恶性疟、三日疟和卵形疟,统称为疟疾(malaria)。在我国常见的为间日疟原虫,恶性疟原虫次之,其他两种罕见。疟疾为我国五大寄生虫病之一。

---

**案例导学与分析**

患儿,女,4岁5个月,因"间断发热7天,腹部增达5天"入院。患儿于入院前7天、4天、1天各发热一次,体温最高达40.3℃,每次发热均伴畏寒、寒战、头痛,口服退热药后出汗较多,体温可降至正常。5天前,家长发现患儿腹部隆起。患儿为黑色人种,来自西非科特迪瓦(为疟疾高发区)。既往曾几次患疟疾,每次疟疾发作均口服抗疟药3~4天症状可控制。患儿全家五口人,均曾患过疟疾。入院检查:WBC $5.14×10^9$/L,N 33%,L 54%,Hb 67 g/L,RBC $2.64×10^{12}$/L,PLT $62×10^9$/L。外周血涂片及骨髓涂片红细胞内找到疟原虫。腹部B超:肝脾大,实质回声均匀,未见腹水。

分析:
(1)试说出临床诊断及诊断依据。
(2)说出疟疾的传播途径及主要临床特征。
(3)试分析一下患儿出现肝脾肿大、血象异常的可能机制。

---

### (一)实验目的

(1)掌握疟原虫生活史要点及与临床的关系。

（2）掌握薄血膜上间日疟原虫和恶性疟原虫的基本形态特征。

（3）熟悉厚薄血膜的制作过程及染色原理。

（4）了解厚血膜上间日疟原虫红内期的各期形态。

## （二）观察标本

间日疟原虫红细胞内期形态（薄血膜染色标本,用显微镜油镜寻找观察）。

疟原虫经姬氏染色（或瑞氏染色）,胞质着蓝色,核着紫红色,疟色素不着色,呈原来的黄褐色或黑褐色。

（1）环状体:原虫呈戒指状,胞质为一蓝色环,核居胞质一侧,此时被间日疟原虫寄生的红细胞尚未胀大。

（2）大滋养体:原虫胞质逐渐增多,形态不一（因此时疟原虫具阿米巴样活动）,胞质内可见数个空泡,核亦增大,开始出现黄棕色疟色素,原虫寄生的红细胞开始被胀大,开始出现鲜红色薛氏小点。

（3）裂殖体:胞质更多,核开始分裂,疟色素较多,至成熟时原虫几乎充满红细胞,核分裂成12~24个,排列不规则,胞质也随之分裂,疟色素趋向集中成块,红细胞被胀大。

（4）配子体:呈圆形,常充满红细胞,核仅一个,胞质内多无空泡,有的有空泡,疟色素分布均匀,散在;配子体有雌雄之分,雄配子体核疏松,较大,多位于原虫中央,雌配子体核较小而致密,多位于原虫一侧,红细胞被胀大。

间日疟原虫从大滋养体时期起,除红细胞被胀大外,在红细胞上可见鲜红色散在的薛氏小点（图11-24）。

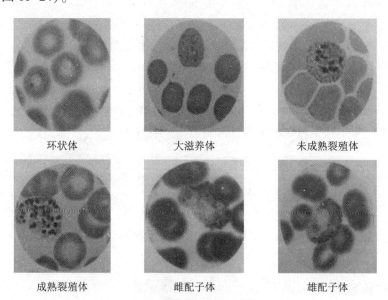

| 环状体 | 大滋养体 | 未成熟裂殖体 |

| 成熟裂殖体 | 雌配子体 | 雄配子体 |

图11-24　红细胞内间日疟原虫各期形态特征

## (三)示教标本

(1)厚血膜中间日疟原虫形态,红细胞已被破坏,疟原虫比较密集,染色反应仍同薄血膜中所见,但疟原虫的形态有所改变。

(2)间日疟原虫子孢子形态:子孢子新月形,核位于中央。

(3)间日疟原虫卵囊形态:卵囊圆形,内含许多子孢子。

(4)恶性疟原虫红内期形态。

1)环状体:一般较小,胞质环纤细,常具两核,有的位于红细胞边缘,称边缘型。一个红细胞内常有两个以上的环状体,注意与间日疟原虫环状体比较。

2)配子体:雄配子体香肠形,两端钝圆,核疏松,较大,位于虫体中央,疟色素细沙状散于核的周围;雌配子体新月形,两端尖锐,核致密较小,位于虫体中央,疟色素细沙状,散于核的周围。

(5)疟原虫的媒介宿主:中华按蚊、嗜人按蚊(针插大体标本)。

## (四)操作技术

厚、薄血片制作与染色。

1.使用器材

载玻片(洁净无油)、推片(边缘光滑)、75%酒精、棉签、甲醇固定液、姬氏染液、缓冲液、染色架等。

2.血片制作步骤

(1)用酒精棉签消毒耳垂,待酒精干后,针刺破皮,轻压耳垂出血,血滴要小。

(2)取载玻片一张,将小血滴滴于载玻片一端,约载玻片长 1/4 处中央,以推片一边均匀涂开,涂成直径约 0.5 cm 的血膜,即为厚血膜。

(3)另取一小滴血,粘于厚血膜靠中央侧,距厚血膜约 1 cm,将推片一端边缘置血滴近中央侧,使其与载玻片成30°~45°角,然后与血滴接触,待血液沿推片边缘散开后,迅速平稳向前推进,即成薄血膜,待干。

推薄血膜有一定的技巧,一张好血片红细胞均匀排列而不重叠,要达此要求,推片时用力要匀,速度适当,防止:①宽大无边(玻片全被血膜充满);②头轻脚重(开始薄,玻片有污,有油处血膜粘不上);③波浪起伏(用力不匀,造成血膜厚薄交替等缺点)。

3.染色(姬氏染色法)

(1)待血膜干后,薄血膜上滴甲醇 1 滴,以滴管平放血膜上,将甲醇推开,使其布满整个薄血膜,切记厚血膜不可用甲醇固定(厚血膜需溶血)。为防止甲醇流在厚血膜上,在薄血膜间用记号划线分开。

(2)以滴管吸取已稀释的姬氏染液(姬氏原液稀释至 2%~5%)滴加于厚、薄血膜上使染色液布满血膜。

(3)染色约30 min后,用蒸馏水(或缓冲液)轻轻冲去染液,血片斜置待干后镜检。

染色好的血片,白细胞核着紫蓝色,嗜酸粒细胞为红色,红细胞着淡红色,染色时间常需根据同批号染液的性能和气温高低等条件具体掌握。

4.染色时注意事项

(1)防止染液蒸干后再加水稀释,以免色素沉着。

(2)染好后不可先倒掉染液,再用水冲。

(3)染好的血片需待其自然晾干,勿用火烤或纸擦。

## (五)实验报告

(1)用红蓝铅笔绘间日疟原虫红内期各期形态图。

(2)用红蓝铅笔绘恶性疟原虫环状体及配子体。

(3)每人做一张薄血片标本,并经姬氏染色。

## 三、医路助考

(1)[单选题]鉴别间日疟原虫雌雄配子体最重要的依据是(　　　)。

A.虫体大小　　　　　　B.疟色素的分布　　　　　　C.虫体的外形

D.细胞核的特点　　　　E.细胞质颜色深浅

(2)[单选题]典型疟疾发作表现为(　　　)。

A.发热、腹痛、腹泻　　　B.出汗、乏力、头晕　　　　C.寒战、发热、出汗

D.恶心、呕吐、头昏　　　E.发热、疲倦、出汗

(3)[单选题]疟原虫感染者可产生的免疫类型是(　　　)。

A.消除性免疫　　　　　B.先天免疫　　　　　　　　C.带虫免疫

D.终身免疫　　　　　　E.伴随免疫

(4)[单选题]诊断间日疟的最佳采血时间是(　　　)。

A.发热时　　　　　　　B.发作后数小时至10 h　　　C.潜伏期

D.再次发作时　　　　　E.发热间隔期

(亓水芹)

# 模块二

## 综合实验

# 项目十二

# 脓汁标本中葡萄球菌的分离鉴定

## 学习目标：

(1)掌握葡萄球菌的菌落特征、形态染色、生化反应及药敏鉴定,细菌分离培养的基本技术。

(2)熟悉脓汁标本中葡萄球菌的分离、鉴定程序与鉴别要点。

(3)通过本次实验让学生了解临床标本中葡萄球菌的鉴定,进一步培养学生综合分析问题及解决问题的能力。

---

### 案例导学与分析

患者,男,40岁,10天前在建筑工地干活时手部不慎受伤,在附近卫生室做简单处理。2天后伤口化脓,脓汁黏稠,金黄色,伤口周围红肿,与周围正常组织界限较清楚。7天前出现畏寒、发热,最高体温达39.5 ℃,发热加重时伴有烦躁、头痛。无咳嗽、咳痰,无腹痛、腹泻,无尿频、尿急,无恶心、呕吐,无抽搐,肢体无水肿。

根据临床特征表现,初步判断是细菌引起的化脓性感染,那么究竟是哪种细菌引起的呢?

---

葡萄球菌属是一类革兰氏染色阳性的细菌,葡萄串状排列,根据色素和生化反应的不同可分为金黄色葡萄球菌、表皮葡萄球菌、腐生葡萄球菌,是临床上最常见的化脓性细菌。其在液体培养基中可呈双或短链状排列。金黄色葡萄球菌在血琼脂平板上菌落为金黄色,产生 β 溶血现象。表皮葡萄球菌等其他葡萄球菌在血琼脂平板上菌落为白色或柠檬色,不溶血。

对于葡萄球菌的鉴定则主要通过本菌属特征进行:革兰氏阳性球菌,葡萄串状排列,触酶实验阳性,血浆凝固酶实验阳性以及新生霉素敏感实验,能分解甘露醇等。

葡萄球菌检查程序见图 12-1。

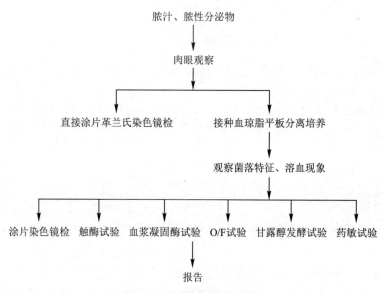

脓汁、脓性分泌物

肉眼观察

直接涂片革兰氏染色镜检　　接种血琼脂平板分离培养

观察菌落特征、溶血现象

涂片染色镜检　触酶试验　血浆凝固酶试验　O/F试验　甘露醇发酵试验　药敏试验

报告

图 12-1　葡萄球菌检查程序

## 一、原理

(1)触酶实验:也称过氧化氢酶实验。具有过氧化氢酶的细菌,能催化过氧化氢生成水和新生态氧,继而形成氧分子,出现气泡。

(2)血浆凝固酶实验:致病性葡萄球菌能产生血浆凝固酶,能使含有抗凝剂的人或兔的血浆发生凝固。血浆凝固酶有两种:一种是分泌到菌体外的游离凝固酶,作用类似凝血酶原,当被人或兔血浆中的协同因子激活后,可使液态的纤维蛋白原变成固态的纤维蛋白,从而使血浆凝固;另一种凝固酶结合于菌体表面,称为结合凝固酶,可使血浆中的纤维蛋白原变成纤维蛋白而附着于细菌表面,发生凝集。通常用试管法检测游离型凝固酶,用玻片法测定结合型凝固酶。该实验常用于鉴定葡萄球菌的致病力以及区别非致病性葡萄球菌。

(3)O/F 实验:又称葡萄糖氧化发酵实验。细菌有氧条件下分解糖称为氧化,无氧条件下称为发酵。这在区别微球菌与葡萄球菌、肠杆菌科成员中尤其有意义。

(4)甘露醇发酵实验:致病性葡萄球菌多含有能分解甘露醇的酶类,能发酵甘露醇产酸,培养基由紫色变为黄色。金黄色葡萄球菌能分解甘露醇产酸,颜色变黄,为阳性。表皮葡萄球菌不分解甘露醇,为阴性。

(5)药敏实验:金黄色葡萄球菌和表皮葡萄球菌可被低浓度的新生霉素所抑制,表现为敏感,而腐生葡萄球菌则表现为耐药。

## 二、器材

(1)菌种或临床标本:金黄色葡萄球菌、表皮葡萄球菌、腐生葡萄球菌。

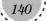

（2）培养基:血琼脂平板、普通琼脂平板,O/F 葡萄糖培养基、甘露醇发酵管等微量生化反应管。

（3）试剂:3%过氧化氢(新鲜配制)、革兰染色液、新鲜血浆、生理盐水、0.5 麦氏标准比浊管、无菌液体石蜡、新生霉素药敏纸片等。

（4）用具:载玻片、尺子、小镊子、光学显微镜、接种环、酒精灯、无菌棉签、小试管、培养箱等。

## 三、操作

1.脓汁标本的分离培养

将脓汁分别划线接种于血琼脂平板、普通琼脂平板,置37 ℃培养箱中培养 18~24 h 后观察菌落特征以及有无溶血环。

2.革兰染色镜检

挑取平板上的单个菌落少许进行革兰染色镜检。

3.生化与药敏鉴定

（1）触酶实验(过氧化氢酶实验):挑取普通琼脂平板上的菌落,置于洁净的玻片上。滴加新鲜配制的 3%过氧化氢溶液 1~2 滴,静置,在 1 min 之内观察结果。

（2）血浆凝固酶实验:①试管法先用生理盐水将新鲜血浆 4 倍稀释。取 3 支试管,各加 0.5 mL 稀释后的血浆,用接种环挑取 3~5 个待检菌菌落于其中 1 支试管中,混匀。另 2 支试管分别加凝固酶阳性菌株和阴性菌株作对照。置 37 ℃水浴锅中孵育 3~4 h,观察结果。此法可用于测定游离型凝固酶。②玻片法取未稀释的新鲜血浆和生理盐水各 1 滴分别滴于载玻片上,挑取少许待检菌,分别与生理盐水和血浆混合,立即观察结果。此法可用于测定结合型凝固酶。

（3）O/F 实验:将待检菌分别接种两支 O/F 葡萄糖生化管,其中一支加入灭菌液体石蜡。置 37 ℃培养箱中培养 18~24 h 后观察结果。

（4）甘露醇发酵实验:将待检菌接种于甘露醇微量发酵管,置 37 ℃培养箱中培养 18~24 h 后观察结果。

（5）药敏实验:将待检菌制备成菌液,校正浊度为 0.5 麦氏比浊管,用无菌棉签将菌液均匀涂布于 M-H 平板,用小镊子贴上每片含 5 μg 的新生霉素纸片,37 ℃培养箱中培养 16~20 h 后观察结果。

## 四、注意事项

（1）严格无菌操作,防止实验室感染及意外事故的发生。

（2）血浆凝固酶实验一定要做阳性和阴性对照。

（3）触酶实验中,3%过氧化氢要新鲜配制。不宜用血琼脂平板上生长的菌落,因红细胞含有触酶,可致假阳性反应。

（4）血浆凝固酶玻片法结果应在 10 s 内观察。此法较简单,可作为快速筛选用。而试管法则更为敏锐与准确,所以玻片法阴性或迟缓凝固时需用试管法证实。

（5）血浆凝固酶试管法,在观察结果时,动作要轻柔,不要振荡或摇动试管,以防凝块被破坏。若结果不明显,可继续观察至 24 h。

## 五、结果观察

（1）在普通琼脂平板上形成菌落较大(2~3 mm),圆形、凸起、边缘整齐、表面光滑、湿润、有光泽、不透明,并可产生不同的脂溶性色素,使菌落呈现不同颜色。在血琼脂平板上,菌落特点与普通琼脂平板上的菌落相同,但金黄色葡萄球菌菌落周围有完全透明的溶血环(β 溶血),而腐生葡萄球菌和大多数表皮葡萄球菌菌落周围无溶血环。

（2）革兰氏染色阳性,紫色,呈葡萄串状排列。

（3）触酶实验:滴加过氧化氢后,1 min 内产生大量气泡的为阳性,无气泡的为阴性。葡萄球菌触酶实验为阳性,链球菌为阴性。

（4）血浆凝固酶实验:

1）试管法:观察时倾斜试管,若血浆出现胶冻样凝集者为阳性,仍呈液状者为阴性。金黄色葡萄球菌为凝固酶阳性,表皮葡萄球菌和腐生葡萄球菌为凝固酶阴性。

2）玻片法:细菌在生理盐水中无凝集现象,而在血浆中有明显小凝块出现,为血浆凝固酶实验阳性;反之,细菌在血浆中无凝块出现则为阴性。

（5）O/F 实验:只在没有覆盖石蜡的一管发酵糖产酸或产酸产气者属氧化型,两管均发酵糖产酸或产酸产气者为发酵型,两管都不生长者不予判定结果。葡萄球菌为阳性,颜色均变为黄色。其用于鉴别葡萄球菌(发酵型)与微球菌(氧化型)。

（6）甘露醇发酵实验:发酵甘露醇产酸培养基颜色发生改变者为阳性。金黄色葡萄球菌能分解甘露醇产酸,颜色变黄,为阳性。表皮葡萄球菌不分解甘露醇,为阴性。

（7）药敏实验:金黄色葡萄球菌、表皮葡萄球菌药敏实验结果是敏感,腐生葡萄球菌药敏实验结果为耐药。

（8）在学习金黄色葡萄球菌的过程中,作为医学生不仅要知道金黄色葡萄球菌的致病机理,如何进行鉴别诊断,还要掌握诊断方法。在以后的临床工作、诊断治疗实践中,同学们要不断积累医学知识,找对病因,治愈患者。

## 六、医路助考

（1）[单选题]鉴别金黄色葡萄球菌与表皮或腐生葡萄球菌最重要的实验是(　　)。

A.新生霉素敏感实验　　　　B.血浆凝固酶实验　　　C.触酶实验

D.甘露醇发酵实验　　　　　E.产生脂溶性色素

（2）[多选题]金黄色葡萄球菌的特点有(　　)。

A.血浆凝固酶实验阳性　　　　B.分解甘露醇　　　　　C.产生溶血环

D.革兰氏染色阳性　　　　　　E.新生霉素敏感实验阳性

(3)[单选题]测定结合型凝固酶实验时,不需要的实验材料是(　　)。

A.玻片　　　　　　　　　B.5%红细胞悬液　　　　C.生理盐水

D.待检细菌　　　　　　　E.新鲜兔血浆

## 七、作业

(1)观察并记录葡萄球菌在不同固体培养基上的菌落特征及溶血情况(表12-1)。

表 12-1　葡萄球菌在不同固体培养基上的生长现象

| 菌种 | 普通琼脂平板 | 血琼脂平板 |
|------|------------|-----------|
|      |            |           |

(2)记录细菌镜下排列方式及染色特点(表12-2)。

表 12-2　革兰氏染色镜检结果

| 菌种 | 染色性 | 形态 | 排列方式 |
|------|-------|------|---------|
|      |       |      |         |

(3)观察并记录生化反应结果(表12-3)。

表 12-3　生化反应结果

| 菌种 | 触酶实验 | O/F 实验 | 甘露醇实验 | 血浆凝固酶实验(玻片法) | 血浆凝固酶实验(试管法) |
|------|---------|---------|-----------|----------------------|----------------------|
|      |         |         |           |                      |                      |

(4)观察并记录药敏鉴定的结果(表12-4)。

表 12-4　新生霉素敏感实验结果

| 菌种 | 抑菌圈直径(mm) | 药敏实验结果 |
|------|--------------|-------------|
|      |              |             |

## 八、知识拓展

你知道吗? 科学家竟然又发现了新的葡萄球菌! 据2021年12月14日新加坡《联合

早报》报道,这种新葡萄球菌是新加坡国立大学医院和国家传染病中心的研究团队发现的,被命名为新加坡葡萄球菌,属于金黄色葡萄球菌的其中一类。截至目前,科学家研究共发现 43 个与传统金黄色葡萄球菌不同的分离株,经过全基因组排序和基因比较分析,在进行综合生物化学测试后,确定 6 个分离株为新物种。这 6 个分离株分别来自皮肤及软组织感染、胆囊切除手术所放置的管道和来自鼻子和皮肤的检验样本。与一般出现耐甲氧西林的金黄色葡萄球菌(MRSA)不同的是,抗生素可以起到抑制这些分离株的效果。

## 九、思考题

如何区分致病的葡萄球菌与不致病的葡萄球菌?

# 项目十三

# 大肠埃希菌的分离鉴定

## 学习目标：

(1)掌握大肠埃希菌的形态、培养特性、生化反应以及鉴定要点和鉴定依据。

(2)熟悉大肠埃希菌的检验方法。

(3)具有对临床各类标本中大肠埃希菌的分离与鉴定的能力,能够运用相关知识解决与本专业相关的疾病预防、标本采集、护理及治疗等问题。

> **案例导学与分析**
>
> 2004年某天,在一个村庄的小饭店曾发生一起群体性食物中毒案件。当日下午5点发现首例患者,6点患者开始增多,一直持续至次日晚上11时停。潜伏期最短为3 h,最长达33 h。患者主要症状为发热(37.5~38.5 ℃),腹痛,腹泻,头痛,恶心,呕吐。腹泻呈水样便,一般2~3次,最多9次。经抗生素治疗2~3天痊愈,无死亡。根据临床特征表现,你认为是由哪种肠道杆菌所引起的呢? 为什么?

大肠埃希菌为革兰染色阴性的、中等大小的杆菌。多数菌株有鞭毛,无芽孢,致病菌株有菌毛,是肠道中重要的正常菌群。其在普通琼脂平板培养基上形成灰白色、光滑型菌落。在血琼脂平板上,某些菌株可出现透明溶血环。在伊红亚甲蓝平板上为深紫黑色、有金属光泽的菌落,在 SS 平板上为红色或粉红色菌落。大肠埃希菌主要通过生化实验进行鉴定,如氧化酶实验、发酵乳糖、葡萄糖,克氏双糖铁实验,IMViC 实验,MIU 实验等。

## 一、原理

### 1.伊红亚甲蓝培养基

伊红和亚甲蓝属于苯胺类染料,在低 pH 值条件下,伊红和亚甲蓝结合产生沉淀,可以起到产酸指示剂的作用。此外,其能抑制革兰阳性菌和一些难培养的革兰阴性菌的生长,可用来区分鉴别大肠埃希菌和致病菌。如大肠埃希菌分解乳糖产酸,菌落呈深紫黑色,有金属光泽。不分解乳糖的细菌,在碱性环境中,伊红和亚甲蓝不能相互结合,故菌落为无色。

2.SS 平板

SS 琼脂平板属于强选择性培养基之一,成分较多,大致如下。

(1)营养物质:蛋白胨、牛肉膏粉。

(2)鉴别用糖:乳糖。

(3)抑制剂:三号胆盐、枸橼酸钠、煌绿等,能抑制非致病菌的生长,抑制 G⁺菌及肠道非病原菌,但不影响沙门氏菌的生长。

(4)指示剂:硫代硫酸钠和枸橼酸铁可用于检测硫化氢的产生,使菌落中心呈黑色。中性红为 pH 值指示剂,发酵乳糖产酸的菌落呈红色,不发酵乳糖的菌落为无色。

(5)琼脂:培养基的凝固剂。

3.氧化酶实验

氧化酶(细胞色素氧化酶)是细胞色素呼吸酶系统的最终呼吸酶。具有氧化酶的细菌,能将无色的氧化酶试剂(盐酸四甲基对苯二胺或盐酸二甲基对苯二胺)氧化成有色的醌类化合物,出现颜色反应。

4.糖发酵实验

将细菌分解利用糖能力表现出是否产酸产气作为鉴定菌种的依据。判断细菌分解糖是否产酸,在培养基加入指示剂-溴甲酚紫,其在 pH 值<5.2 时呈黄色,pH 值>6.8 时为紫色,可根据培养后的颜色变化来判断。判断是否产气,则可观察发酵管中是否有气泡或裂隙。

5.IMViC 实验

靛基质实验/吲哚实验(I)、甲基红实验(M)、VP 实验(V)、枸橼酸盐利用实验(C)合称为 IMViC 实验,常用来鉴别大肠埃希菌和产气杆菌。

(1)靛基质实验/吲哚实验:某些细菌(大肠埃希菌、变形杆菌、霍乱弧菌等)含有色氨酸酶,能分解蛋白胨水培养基中的色氨酸而生成靛基质(吲哚)。吲哚本身无色,但能与靛基质试剂(对二甲基氨基苯甲醛)发生反应,形成玫瑰红色。

(2)甲基红实验:大肠埃希菌在糖代谢过程中,分解葡萄糖产生丙酮酸后进行混合酸发酵,产生乳酸、甲酸、乙酸等多种有机酸,使培养液 pH 值小于 4.5,甲基红指示剂呈红色,为甲基红实验阳性。产气杆菌分解葡萄糖产生丙酮酸,并使丙酮酸脱羧生成中性的乙酰甲基甲醇,培养液的 pH 值大于 5.4,甲基红指示剂呈橘黄色,为甲基红实验阴性。

(3)VP 实验:大肠埃希菌和产气肠杆菌均能发酵葡萄糖产酸产气,利用糖发酵实验难以对两者进行鉴别。但产气杆菌利用葡萄糖产生中性物质乙酰甲基甲醇,它在碱性溶液中被空气中的 O₂ 氧化生成二乙酰,二乙酰与培养基中的含胍基的化合物反应生成红色化合物,为 VP 实验阳性;大肠埃希菌不能产生乙酰甲基甲醇,故为 VP 实验阴性。

(4)枸橼酸盐利用实验:某些细菌在生长过程中能利用枸橼酸盐培养基中的枸橼酸盐作为唯一的碳源,产生碳酸盐;利用枸橼酸盐培养基中的磷酸二氢铵作为唯一氮源,分解铵盐生成氨;由此培养基变为碱性,使溴麝香草酚蓝指示剂由绿色变成深蓝色,为枸橼酸盐利用实验阳性;大肠埃希菌不能利用枸橼酸盐为唯一碳源,故在该培养基上不能生长,为枸橼酸盐利用实验阴性。

6.克氏双糖铁(KIA)实验

克氏双糖铁培养基可以通过穿刺划线接种来观察细菌对葡萄糖、乳糖发酵的能力、产气能力以及是否产生硫化氢等。KIA 培养基中乳糖与葡萄糖含量之比是 10:1。另含有指示剂酚红,其在 pH 值 7.4 时为红色,大肠埃希菌分解乳糖产酸时则变为黄色。如果细菌能分解乳糖,由于培养基中乳糖含量高,因此被分解后产酸量大,不仅培养基下层变黄,斜面部分也会由红变黄。如果细菌只能分解葡萄糖,细菌分解葡萄糖产生的酸会使培养基由红变黄。但是培养基中的葡萄糖含量很低,斜面是有氧环境,一方面生成的少量酸会因接触空气而氧化,另一方面,细菌分解蛋白胨产生的碱性物质会很快中和掉细菌分解葡萄糖所产生的少量的酸,因此培养基的斜面部分仍为红色;另由于底部为无氧环境,所以底部培养基为黄色。硫酸亚铁铵可用来检查细菌是否分解蛋白质后产生硫化氢,如有硫化氢产生,则与培养基中的硫酸亚铁铵反应生成黑色的硫化亚铁,出现黑色沉淀。肠道致病菌不发酵乳糖,因此可以区别肠道内的致病菌和大肠埃希菌。

7.MIU 实验

MIU 实验为动力、吲哚及脲酶复合实验。

(1)运动实验:鞭毛是细菌的运动器官,可作为鉴别细菌的一个指标。有鞭毛的细菌能位移运动,在半固体培养基中沿穿刺线向周围扩散生长,呈羽毛状或云雾状。无鞭毛的细菌则沿穿刺线生长。

(2)吲哚实验原理见第五项。

(3)脲酶实验:尿素分解实验。某些细菌含有尿素分解酶,能分解培养基中的尿素,产生氨。因培养基内加有酚红指示剂,故遇碱即变为红色。

## 二、器材

(1)菌种:大肠埃希菌、铜绿假单胞菌。

(2)培养基:普通琼脂平板、血琼脂平板、伊红亚甲蓝培养基、SS 平板、IMViC 实验用培养基(葡萄糖、乳糖、靛基质、磷酸盐葡萄糖胨水、枸橼酸盐微量生化反应管)、KIA 斜面培养基、MIU 培养基。

(3)试剂:革兰氏染液、盐酸四甲基对苯二胺、靛基质试剂(对二甲基氨基苯甲醛)、甲基红指示剂、VP 指示剂。

(4)其他器材:酒精灯、接种环(针)、载玻片、滤纸、显微镜、培养箱、试管等。

## 三、操作

(1)大肠埃希菌的分离培养与菌落观察:以无菌操作将大肠埃希菌分别接种于普通琼脂平板、血琼脂平板、伊红亚甲蓝培养基、SS 平板,置于 37 ℃培养箱培养 18~24 h 后观

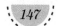

察结果。

（2）革兰氏染色镜检：挑取血琼脂平板上的大肠埃希菌进行革兰氏染色后，用油镜观察。

（3）氧化酶实验：取洁净滤纸一小块，挑取大肠埃希菌菌落于滤纸上，然后加盐酸四甲基对苯二胺水溶液或盐酸二甲基对苯二胺，10 s内观察结果。若菌落变红色或深紫色为阳性，不变色则为阴性。

（4）糖发酵实验：以无菌操作将大肠埃希菌接种在标有"葡、乳"的微量生化反应管中，置37 ℃培养箱，培养18~24 h，观察结果。若细菌能发酵糖类产酸，则培养基中的指示剂（溴甲酚紫）变为黄色，以"+"表示。若细菌能发酵糖类产酸又产气，则培养基除变黄外，生化管有气泡出现，用"⊕"表示。若细菌不发酵糖类，则培养基仍为紫色，小管内无气泡，以"-"表示。

（5）IMViC实验。

1）靛基质实验/吲哚实验：以无菌操作将大肠埃希菌接种在标有"靛"的微量生化反应管中，置于37 ℃培养箱，培养18~24 h；取出培养物，沿微量生化反应管壁缓缓加入2~3滴靛基质试剂（对二甲基氨基苯甲醛），观察结果，在试剂与培养基交界面出现玫瑰红色为靛基质实验阳性，记录为"+"。不出现红色者为阴性，记录为"-"。

2）甲基红实验：将大肠埃希菌接种在标有"葡磷"的微量生化反应管中，置于37 ℃培养箱，培养18~24 h；取出培养物，沿微量生化反应管壁滴加甲基红指示剂2~3滴，观察结果。培养基呈现红色为甲基红实验阳性，记录为"+"。培养基呈黄色者，为实验阴性，记录为"-"。

3）VP实验：将大肠埃希菌接种在标有"葡磷"的微量生化反应管中，置于37 ℃培养箱，培养18~24 h；取出培养物，在微量生化反应管壁滴加V-P指示剂，充分混匀，静置5~15 min后观察结果。培养基出现红色为VP实验阳性，记录为"+"。不出现红色者为实验阴性，记录为"-"。

4）枸橼酸盐利用实验：将大肠埃希菌接种在标有"枸"的微量生化反应管中，置于37 ℃培养箱，培养18~24 h，观察结果。培养基变为深蓝色且有细菌生长，为枸橼酸盐利用实验阳性，记录为"+"。培养基中无细菌生长，颜色未发生变化者为阴性，记录为"-"。

（6）克氏双糖铁（KIA）实验：用接种针挑取大肠埃希菌，穿刺接种到克氏双糖铁培养基深层（距管底约3~5 mm），将接种针从深层向上提起；再从斜面底部向上划一条直线，然后由下至上曲折划线接种。置37 ℃培养箱，培养18~24 h，观察结果。培养基斜面变黄为发酵乳糖，记录为"+"，变红为不发酵乳糖，记录为"-"；培养基底部变黄为发酵葡萄糖或乳糖，记录为"+"，若出现气泡，则为发酵糖类产气（即气体"○"）；变红为不发酵葡萄糖。培养基底层有黑色沉淀，则为硫化氢实验阳性（即 $H_2S$"+"）。

（7）MIU实验：用接种针挑取大肠埃希菌，穿刺接种到MIU培养基内，置于37 ℃培养箱,培养 18～24 h,取出培养物,观察结果。动力实验:若接种线变模糊,培养基变混浊,则为动力实验阳性。靛基质实验:加入靛基质试剂,试剂与培养基的接触界面呈玫瑰红色为靛基质实验阳性。脲酶实验:培养基全部呈现红色为脲酶实验阳性。

(8)本次实验内容较多,学生不仅可以掌握良好的科学技能,而且需要对得出实验结果的方法进行反复的推敲与验证,分析实验数据,严格要求所得数据的准确性;此外还可以培养学生克服困难的心理、勇于创新的激情和严谨踏实的科学思维,需要学生做到尊重实验观察的结果,不要单凭间接的知识或经验来为实验下结论,不要捏造、更改实验结果去迎合书上的结论。

## 四、注意事项

(1)分离培养接种 SS 琼脂培养基时,因培养基比较软,易划破,接种时动作要轻柔。

(2)生化实验接种细菌时,应尽量选取普通琼脂平板上的菌落进行,同时需要严格按照无菌操作,以防污染影响实验结果。接种细菌前记录各生化反应所用培养基的颜色,以便于与实验结果对照。

(3)氧化酶实验时,应将铜绿假单胞菌作为阳性对照;氧化酶试剂最好要新鲜配制。实验时应避免接触含铁物质,以免出现假阳性。

(4)糖发酵实验中,在接种大肠埃希菌之前检查培养基内应无气泡存在,否则不能使用。

(5)靛基质试剂应沿生化管壁缓缓加入,稍等片刻即观察液面上是否出现红色。

(6)VP 实验中,在加入 V-P 试剂后要充分混匀,静置 5～15 min 后观察结果,必要时可延长至 30 min 以后。

## 五、结果观察

(1)革兰氏染色镜检结果:红色短杆菌。

(2)氧化酶实验:铜绿假单胞菌为深紫色,大肠埃希菌无色。

(3)糖发酵实验:大肠埃希菌既能发酵葡萄糖产酸产气,又能发酵乳糖产酸产气。

(4)IMViC 实验:

1)靛基质实验:出现玫瑰红色,靛基质实验阳性。

2)甲基红实验:大肠埃希菌培养基呈现红色为阳性。

3)VP 实验:大肠埃希菌培养基不变色,为阴性。

4)枸橼酸盐利用实验:大肠埃希菌不生长、培养基颜色无变化,阴性。

5)克氏双糖铁(KIA)实验:接种大肠埃希菌的培养基,斜面酸性(黄色)/底层酸性(黄色),既能发酵葡萄糖,又能发酵乳糖。无 $H_2S$ 产生,动力阳性。

(5)MIU 实验:大肠埃希菌动力实验阳性,靛基质实验阳性,脲酶实验阴性。

## 六、医路助考

(1)[单选题]常用来初步鉴定肠道致病菌与非致病菌的实验是(　　)。

A.IMViC 实验　　　　　　B.葡萄糖发酵实验　　　　　　C.血浆凝固酶实验

D.乳糖发酵实验　　　　　E.甘露醇分解实验

(2)[单选题]下列关于氧化酶实验中叙述不正确的是(　　)。

A.氧化酶又称作细胞色素氧化酶

B.常用的氧化酶试剂是盐酸四甲基对苯二胺

C.氧化酶与氧化酶试剂接触不会发生颜色反应

D.实验时接触含铁物质会出现假阳性

E.革兰氏阴性杆菌通常应进行氧化酶实验

(3)[单选题]克氏双糖铁(KIA)实验一般不用于观察(　　)。

A.乳糖发酵　　　　　　B.葡萄糖发酵　　　　　　C.硫化氢产生

D.产气现象　　　　　　E.麦芽糖发酵

(4)[单选题]下列生化实验中当结果为阳性时,不呈现红色的是(　　)。

A.靛基质实验　　　　　B.枸橼酸盐利用实验　　　　　C.尿素酶实验

D.VP 实验　　　　　　E.甲基红实验

## 七、作业

(1)观察并记录大肠埃希菌在不同培养基中的菌落特征(表 13-1)。

表 13-1　大肠埃希菌菌落特征观察记录

| 培养基 | 大肠埃希菌菌落特征 |
| --- | --- |
| 普通琼脂平板 | |
| 血琼脂平板 | |
| 伊红亚甲蓝培养基 | |
| SS 平板 | |

(2)观察并记录糖发酵实验结果(表 13-2)。

表 13-2　大肠埃希菌糖发酵实验结果

| 菌名 | 葡萄糖 | 乳糖 |
| --- | --- | --- |
| 大肠埃希菌 | | |

(3)观察并记录生化反应结果(表 13-3)。

表 13-3　大肠埃希菌主要生化反应结果

| 项目 | 氧化酶实验 | 靛基质实验 | 甲基红实验 | VP 实验 | 枸橼酸盐利用实验 |
|---|---|---|---|---|---|
| 结果 | | | | | |

（4）观察并记录大肠埃希菌在 KIA 培养基中的生长现象（表 13-4）。

表 13-4　大肠埃希菌在 KIA 培养基中的生长现象

| 斜面 | | 底层 |
|---|---|---|
| 颜色 | 颜色 | |
| 乳糖 | 葡萄糖 | |
| | 产气 | |
| | $H_2S$ | |

（5）观察并记录大肠埃希菌 MIU 实验现象（表 13-5）。

表 13-5　大肠埃希菌 MIU 实验现象

| 菌名 | 动力 | 靛基质实验 | 脲酶实验 |
|---|---|---|---|
| 大肠埃希菌 | | | |

## 八、知识拓展

众所周知，大肠埃希菌是人类和动物肠道中的正常菌群，在一定条件下可成为机会致病菌，引起肠道外的感染。但其某些血清型菌株有致病性，可引起腹泻，被称为"致泻性大肠埃希菌"。而在这些"致泻性大肠埃希菌"中，O157：H7可是一个劣迹斑斑的"惯犯"，经常在世界各地流窜作案。1982 年，在美国污染牛肉汉堡，"制造"了著名的"牛肉汉堡中毒事件"；1996 年，在日本出手，可疑食物是牛肉和工业化生产的蔬菜，导致 9000多人感染；1999 年 4~5 月我国的苏、皖突发 O157：H7大范围流行，并发急性肾功能衰竭者的病死率高达 90.8%，全球罕见；以及近期造成的韩国三岁女童死亡案件等。人感染大约 4~9 天后发病，常表现为突发剧烈腹痛、腹泻，同时伴有恶心、呕吐、发热等症状。大部分患者病情可在 1 周内缓解。部分患者可在病后 2~3 天出现血性腹泻，继而发展为溶血性尿毒综合征、血栓形成性血小板减少性紫癜等并发症，出现肾功能衰竭，病情严重者甚至会死亡。由于大肠埃希菌不耐高温，因此食物需煮透、避免生食是预防此病的关键。

## 九、思考题

（1）氧化酶实验有什么样的临床意义？

（2）为什么要以大肠埃希菌作为药物、饮水、食品、饮料等的卫生细菌学检查指标？

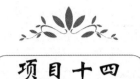

## 项目十四

# 外毒素的毒性作用和抗毒素的中和作用

**学习目标：**

(1)掌握外毒素的性质和破伤风痉挛毒素对动物的致病作用以及抗毒素的中和作用。

(2)熟悉动物(小白鼠)实验的基本操作技术。

(3)了解如何做与动物实验有关的实验记录。

(4)通过观察破伤风抗毒素对破伤风痉挛毒素的中和作用,让学生更加明确紧急预防治疗的重要性,在以后的职业生涯中,能够在疾病的预防、诊断、治疗、康复上建功立业;对患者所患疾病,做出正确的诊断,达到显著的治疗效果,使患者尽早康复。

> **案例导学与分析**
>
> 患者,男,45岁,是一名环卫工人。其在打扫卫生时,被竹签扎伤了手指,事后只进行了简单的处理。10天后,患者伤口开始化脓,同时出现四肢僵硬、脖子转不动、嘴巴紧闭等症状,去医院被诊断为破伤风感染。后来,患者还出现呼吸困难等严重症状,最终被治疗康复后出院。被竹签扎到手,怎么就感染了破伤风呢？临床上遇到这种情况,该采取什么治疗措施呢？

外毒素是多数革兰氏阳性菌和少数革兰氏阴性菌在生长繁殖过程中合成并分泌到菌体外的毒性蛋白质。外毒素的毒性作用非常强,微量即可致易感动物死亡;可选择性地作用于某些组织和器官,从而引起典型的临床表现。此外,外毒素免疫原性强,可刺激机体产生抗毒素。外毒素可用0.3%~0.4%甲醛脱毒制成类毒素,保留其抗原性,而类毒素可刺激机体产生特异性的抗毒素,可用于预防接种。

## 一、原理

破伤风梭菌产生的破伤风痉挛毒素属于外毒素。该毒素是一种神经毒素,对脑干神经和脊髓前角神经细胞有高度的亲和力,能够与神经节苷脂结合,阻止抑制性神经介质的释放,干扰抑制性神经元的协调作用,导致肌肉活动的兴奋与抑制失调,骨骼肌出现强直性痉挛。细菌外毒素对机体的毒性作用可被相应抗毒素中和。对有免疫力或事先给予被动免疫的动物同样剂量的毒素注射时,动物不产生中毒症状,而未进行被动免疫的动物则会产生中毒症状。

## 二、器材

小白鼠、1∶100 稀释的破伤风外毒素、破伤风抗毒素(200 单位)、无菌注射器、棉签、75%酒精、红蓝颜料。

## 三、操作

(1)取健康小白鼠 2 只。

(2)取出其中一只小白鼠,用右手提鼠尾,将小鼠放于粗糙面上,将鼠尾轻轻向后拉,以左手的拇指及食指捏小白鼠双耳及头部皮肤,无名指、小指及掌心捏其背部皮肤及其尾部,便可将小鼠固定。左手抓住小白鼠,右手持注射器。腹部注射 0.1 mL 破伤风抗毒素。在背部做蓝色标记。放回鼠笼。

(3)30 min 后,取出 2 只小白鼠,分别左后肢肌内注射 1∶100 稀释的破伤风外毒素 0.2 mL。在头部做红色标记。全部放回鼠笼。

(4)逐日观察小白鼠有无发病情况。

## 四、注意事项

(1)在用注射器吸取破伤风外毒素时,小心操作,防止划破皮肤。

(2)注射前,应对小白鼠注射部位皮肤进行消毒。

(3)如果手或皮肤不小心被毒液污染,及时用水冲洗;如果有伤口,或者毒针误入皮内,需先挤血排毒,用水冲净,然后注射抗毒素。注射抗毒素前切记要做皮肤实验,防止过敏。

(4)注射外毒素用过的注射器、针头及沾有外毒素的棉签,均应放入指定容器内,切勿到处乱放。

## 五、结果观察

(1)仅红色染料标记的小白鼠出现症状,可见其尾部强直,注射侧下肢强直性痉挛,出现"拖腿"现象,然后逐渐蔓延至对侧以及全身。全身肌肉抽搐,强直性痉挛,约 1~2 日死亡。

(2)被红蓝颜料同时标记的小白鼠,生活表现正常,不出现上述症状。

## 六、医路助考

(1) ［单选题］以下选项中关于抗毒素的叙述正确的是(　　)。

A.是外毒素经 0.3%~0.4% 甲醛处理后获得

B.可中和游离的外毒素的毒性作用

C.可中和与易感细胞结合的外毒素的毒性作用

D.由细菌内毒素刺激机体产生

E.B 和 C 选项均正确

(2) ［单选题］关于外毒素,下列叙述不正确的是(　　)。

A.由革兰氏阳性菌产生　　　　　　　B.化学成分是蛋白质

C.加热 80 ℃ ,30 min 可被破坏　　　D.经甲醛处理可以制备成类毒素

E.毒性作用非常强

(3) ［单选题］注射破伤风抗毒素的目的是(　　)。

A.用于儿童的预防接种

B.对可疑或确诊的破伤风患者进行紧急的预防或治疗

C.中和与神经细胞结合的外毒素

D.对易感人群进行预防接种

E.杀死伤口中繁殖的破伤风梭菌

## 七、作业

观察并记录小白鼠的症状表现。

## 八、知识拓展

你知道破伤风抗毒素与破伤风免疫球蛋白有什么区别吗? 破伤风抗毒素是由破伤风类毒素免疫马所得的血浆,经胃酶消化后纯化制成的液体抗毒素球蛋白制剂。破伤风抗毒素对于人体而言是异种蛋白,具有抗原性,注射后可引起过敏反应,甚至导致过敏性休克。过敏者往往在接种时或接种后数分钟内出现胸闷、气喘、恶心或腹痛、心率加快、血压下降、脉搏变细、重者神智昏迷,可迅速死亡。因此,使用破伤风抗毒素前,必须做过敏实验。而破伤风免疫球蛋白是乙型肝炎疫苗免疫后再经吸附破伤风疫苗免疫的健康人血浆,经低温乙醇分离和提纯、灭活病毒制成的特异性人免疫球蛋白,所以无致敏性,尤其适用于对破伤风抗毒素有过敏反应者。其属于人工被动免疫,注射后即产生免疫效果,但持续时间较短,免疫时间为 2 周,一般不超过 3 周。

## 九、思考题

细菌外毒素主要有哪些毒性作用? 各举一例说明。

# 项目十五

# 酶联免疫吸附实验(ELISA)

**学习目标:**

(1)掌握酶联免疫吸附实验的原理及用途。

(2)熟悉酶联免疫吸附实验的操作方法及结果判定。

(3)了解酶联免疫吸附实验的临床意义。

(4)通过酶联免疫吸附的方法测定体内乙型肝炎病毒表面抗体,对乙型肝炎的临床诊断奠定基础。

---

**案例导学与分析**

接种乙肝疫苗是预防乙肝病毒感染最有效的方法。乙肝疫苗已经列入国家免疫规划用疫苗,在新生儿出生后24 h内接种第一针,满月后接种第二针,第三针则是在6个月后。成人为了有效预防乙型肝炎的传播,也可以接种乙肝疫苗,常规程序也为三针,分别为0、1、6月各接种一次。接种乙肝疫苗的目的是体内产生保护性的乙型肝炎病毒表面抗体,那么在接种疫苗后,我们该如何测定体内是否产生乙型肝炎病毒表面抗体呢?

---

乙型肝炎的实验室诊断常用血清学方法检测血清标志物,抗原-抗体系统就属于其中一种。目前临床上可用 ELISA 检测方法诊断乙型肝炎,用 ELISA 检测患者血清中乙型肝炎病毒(HBV)抗原和抗体,主要检测 HBsAg、抗-HBs,HBeAg、抗-HBe 及抗-HBc(又俗称为"两对半")。

## 一、原理

ELISA 是先将已知的抗原(抗体)结合在固相反应板上,加入待检标本,其中的抗体(抗原)可与固相反应板上的包被物发生反应形成抗原抗体复合物。然后再加入一种用酶标记的抗原(抗体),形成包被抗原(抗体)-待测抗体(抗原)-酶标记抗原(抗体)复合物。最后通过酶催化底物显色测定抗体或抗原的方法。该法将抗原抗体发生特异性反应、酶促反应的高效性和显色性有机地结合起来,具有快速、简便、特异性强、灵敏度高等优点。

ELISA 的类型很多,主要有间接法、双抗体夹心法、竞争抑制法等,常用于检测体液中的微量抗体及抗原。本实验采用双抗原夹心法检测乙型肝炎病毒表面抗体(HBsAb)。在微孔板条上预包被 HBsAg,加入待测样本及酶标抗原(HBsAg-HRP)试剂进行孵育;样本中的 HBsAb 与包被抗原和酶标抗原形成"包被抗原-抗体-酶标抗原"复合物;洗板后加入酶底物显色溶液,复合物上连接的 HRP 催化底物发生显色反应。若样品中无 HBsAb 时,不发生显色反应。

## 二、器材

(1)试剂:乙肝病毒表面抗体检测试剂盒(含阴性对照、阳性对照、酶结合物、浓缩洗涤液、显色剂 A、显色剂 B、终止液)。

(2)其他物品:已用纯化 HBsAg 包被过的 96 孔微孔反应板,洗耳球、试管架 1 个,手动可调式移液器、枪头、枪头盒、滤纸、冲洗瓶、标记笔、计时器、恒温水浴箱、废液缸、利器盒,振荡器、医疗废物桶、5 mL 一次性注射器、5 mL 一次性试管、止血带、无菌棉签、碘附、75% 酒精、低速离心机等。

## 三、操作

(1)准备工作:试剂盒从冰箱内取出后,平衡至室温。按照说明书要求稀释浓缩洗涤液,混匀备用。

(2)采血:用棉签蘸取 75% 乙醇消毒肘部正中静脉。扎紧止血带(约在肘上 2 横指处),用 5 mL 注射器抽血 2 mL。将血液注入一次性试管内,置于试管架备用。

(3)离心:将血液管放入低速离心机内,2000 转,离心 10 min,分离出淡黄色血清。

(4)加样:选取反应板并做好标记(设立空白对照孔 1 孔,阴性对照 1 孔,阳性对照 1 孔。阳性对照用红色记号笔,阴性对照用黑色记号笔)。按照既定顺序依次加入阴性对照液、阳性对照液、待检血清各 50 μL,待测。空白对照不加。

(5)加酶结合物:每孔加 1 滴酶结合物溶液(空白孔不加),通过振荡器充分混匀(时间 30 s),封板,置 37 ℃水浴箱中孵育 30 min。

(6)洗板拍干:取出反应板,弃液、拍干,每孔注满洗涤液,静置 5 s 后弃液、甩干,重复洗涤 5 次,在干净的滤纸上拍干。

(7)加显色剂:每孔先后加显色剂 A、B 各 1 滴,通过振荡器充分混匀(时间 30 s),封板,放置 37 ℃水浴箱中避光孵育 10 min。

(8)终止反应:酶标仪测定需加终止液,每孔加入终止液 1 滴,混匀。

(9)测定及结果观察:终止反应后 10 min 内完成读数。

1)目测:先观察对照孔,阴性对照孔无色,阳性对照孔蓝色,再观察待测血清孔颜色。

2)酶标仪检测:选择酶标仪双波长(450 nm/630 nm)比色,先用空白孔校零,然后读取各孔光密度值(OD值)。

## 四、注意事项

(1)试剂盒在使用前应先平衡至室温,未使用完的反应条,应放入含有干燥剂的铝箔袋内密封保存。

(2)试剂使用前应轻轻振荡混匀,先弃去1~2滴,然后垂直滴加,应均匀用力。

(3)加待测标本时,不同标本要更换加样器吸头,顺序不能混乱。

(4)洗板时,各孔均需加满洗液,防止孔内有游离酶不能洗净;若板孔中有气泡产生,可用洗耳球吹破少量气泡。

(5)操作过程中用过的医疗垃圾(一次性枪头、吸水纸、酶标板架、封板膜)分类放入医疗废物桶、利器盒和普通污物桶。所有剩余样品、洗涤液和各种废弃物均应按传染性材料经高压灭菌处理。

## 五、结果观察

阴性对照孔无色,阳性对照孔蓝色。若待测血清孔为蓝色,则说明体内含有HBsAb。若为无色,则不含HBsAb。也可用酶标仪进行测量。

## 六、医路助考

(1)[单选题]实验室检查微量抗原或抗体最敏感的方法是(　　)。

A.直接凝集　　　　　　　B.沉淀反应　　　　　　　C.金标试纸条

D.ELISA　　　　　　　　E.单向琼脂扩散

(2)[单选题]ELISA基本反应类型有(　　)三种。

A.间接ELISA、夹心ELISA、竞争ELISA

B.直接ELISA、阻断ELISA、竞争ELISA

C.夹心ELISA、竞争ELISA、阻断ELISA

D.捕捉ELISA、直接ELISA、阻断ELISA

E.直接ELISA、竞争ELISA、捕捉ELISA

(3)[单选题]ELISA实验需要在(　　)温度下操作。

A.25℃室温下　　　　B.0℃　　　　C. 4℃　　　　D.−20℃　　　　E.−30℃

## 七、作业

观察记录ELISA实验结果(表15-1)。

**表 15-1　ELISA 实验结果**

| | 阴性对照 | 阳性对照 | 待测血清 |
|---|---|---|---|
| 颜色 | | | |
| HBsAb 结果 | | | |

## 八、思考题

ELISA 实验结果有什么样的临床意义？

# 细菌紫外线照射诱变及耐药性突变菌株的检测

**学习目标：**

(1)掌握细菌紫外线诱变实验的原理。

(2)熟悉紫外线照射对细菌耐药性变异的影响。

(3)了解用梯度培养皿法检测细菌耐药性突变菌株的方法。

(4)通过本实验观察紫外线照射后细菌对抗菌药物敏感性的变化,探讨细菌耐药产生的新机制,同时培养学生在掌握相应理论知识的基础上,提出实验设计方案并完成实验的能力,以及学生的动手能力和创新思维。

---

**案例导学与分析**

空气是疾病传播的主要媒介之一,其传播疾病占各种传播性疾病的首位。而紫外线在一定的条件下具有杀菌的作用,因此,医院常采用紫外线对手术室、换药室、病房等空气进行消毒。但是,你知道吗?如果不规范地使用紫外线照射,不仅不能达到预期的消毒效果,还可能诱导细菌发生耐药性的突变,从而形成新的耐药菌株,长期存在于病区,成为发生医院感染的隐患。事实真的是这样吗?我们该如何设计实验来证明呢?

---

细菌变异的现象表现为细菌形态与结构的变异、菌落变异、毒力的增强或减弱以及耐药性变异。细菌对某种抗菌药物由敏感变为不敏感,称为耐药性的变异。遗传性变异是由基因结构改变而引起的变异,主要是通过基因突变、基因的转移与重组实现。

## 一、原理

细菌基因突变是指遗传基因的结构发生突然而稳定的变化,导致细菌产生遗传性的变异。自然发生的突变称自发突变,突变概率极低,一般在 $10^{-9} \sim 10^{-6}$。而由人工诱导产生的突变称诱发突变。通常用一些理化因素如紫外线等来诱导。紫外线细菌耐药性突变是指经紫外线照射后,细菌 DNA 分子的某一特定位置的结构发生改变,特别是嘧啶间形成胸腺嘧啶二聚体,从而引起药物敏感性的变化。其与药物的存在无关,某种药物的存在只是作为分离选择某种耐药性菌株的一种手段。筛选耐药性突变菌株的方法很多,梯度平皿法就是其中的一种。在含有不同抑制生长药物浓度的平皿上接种大量的细菌群体,在这些细菌群体中只有极个别具有抗性突变的菌株才能在较高浓度平板上长出菌落。然后挑取这些菌落纯化,再进一步进行抗性实验,就可以得到所需的抗药性菌株。

## 二、器材

(1)菌种:大肠埃希菌。

(2)培养基:普通琼脂固体培养基、液体培养基(含有牛肉膏蛋白胨成分)。

(3)试剂:链霉素、头孢菌素、无菌生理盐水。

(4)其他用具:15 W 紫外线灭菌灯管、L 型玻棒、接种环、培养皿、可调移液器、移液器枪头、枪盒、低速离心机、恒温培养箱等。

## 三、操作

1.实验菌悬液的制备

(1)取 2 支含有 5 mL 牛肉膏蛋白胨成分的液体培养基的无菌离心管,用接种环无菌操作将斜面上的大肠埃希菌菌种接种在离心管中,37 ℃培养箱中培养 16 h。

(2)将 2 支离心管放入离心机,3500 转,离心 10 min。弃去上清液,加 5 mL 无菌生理盐水,重新悬浮菌体,再离心,弃去上清,重复上述步骤用生理盐水恢复成菌悬液。

(3)将上述菌悬液倒入无菌三角瓶内,充分振荡,以分散细菌,调整菌悬液浓度为 $10^8$ 个/mL。

2.紫外线照射实验菌

(1)预热紫外灯:将紫外线灭菌灯管开关打开预热 30 min。

(2)取 3 个无菌平皿,依次加入浓度为 $10^8$ 个/mL 的菌悬液 3 mL,做好标记。

(3)打开皿盖,开始紫外灯照射并同时不断用 L 型玻棒搅动,照射距离为 20~30 cm,分别照射 30 s、1 min、3 min,照射完毕后先盖上皿盖再关闭紫外灯。

(4)将经照射处理过的菌液分别用无菌水稀释至 10 个/mL、100 个/mL、1000 个/mL。

(5)依次取 3 种不同时间紫外灯照射处理的菌悬液的上述三个浓度 100 μL,加入琼脂平板培养基上,用无菌 L 型玻棒均匀涂满整个平板。同时将未经紫外线照射处理的相同浓度的大肠埃希菌菌液作为对照。

(6)将上述平板标记后,置恒温培养箱 37 ℃避光培养 48 h。

3.耐药性突变菌株的检测

(1)梯度平皿的制备:倒 10 mL 已融化的不含药物的牛肉膏蛋白胨琼脂培养基倒入无菌培养皿,立即将培养皿一侧垫高,使高端的培养基的表面正好达到培养皿的底与边的交叉处。待培养基凝固后,将凝固的平皿放于水平位置,再在底层培养基上加入每毫升含有 100 g 链霉素的牛肉膏蛋白胨琼脂培养基 10 mL。培养基凝固后,便制得一个链霉素浓度从一端的 0 g/mL 到另一端的最高浓度 100 g/mL 逐渐递增的梯度平皿,并标记两端显示药物浓度梯度的方向(图 16-1)。

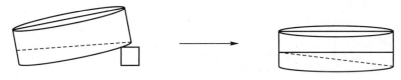

图 16-1　梯度平皿的制备

(2)分离选择耐药性菌株:用移液器吸取 200 μL 紫外线诱变后的大肠埃希菌培养悬液加到梯度平皿上,用无菌 L 型玻棒将菌液均匀涂布到整个平板表面。然后将平板置于 37 ℃培养箱,倒置培养 40 h。培养 40 h 后,用接种环挑取最高链霉素浓度处生长的单个菌落接种到斜面上,培养后再做抗药浓度的测定。

(3)耐药浓度的测定:将上述得到的耐药性菌株制成菌悬液,再分别接种到每毫升中含链霉素 10 g、20 g、30 g、40 g 的牛肉膏蛋白胨琼脂培养基平皿上,同时以不含药的平皿作对照。然后将所有平皿置 37 ℃恒温培养箱中培养 24 h,观察生长情况,记录结果。

## 四、注意事项

(1)紫外线对生物细胞有较强的杀伤作用,也是物理致癌因子之一,使用时应注意防护。

(2)由于大多数微生物细胞内含有光复活酶,可以利用光能修复由于紫外线损伤造成的嘧啶二聚体,所以在紫外处理后应避光培养。

(3)被照射处理的细胞,必须呈均匀分散的单细胞悬浮液状态,照射时不断用 L 型玻棒搅动,以利于均匀接触诱变剂,并可减少不纯种的出现。

(4)对于细菌细胞的生理状态以培养至对数期为最好。

## 五、结果观察

记录经紫外线处理后细菌的死亡率,观察诱变后细菌耐药性的变化。

## 六、医路助考

(1)[单选题]下列关于耐药性基因突变的论述中,错误的是(　　　)。

A.基因突变是自然发生的　　　　　　B.突变率极低

C.人工诱变可以提高突变率　　　　　　D.耐药性突变是在接触药物后产生的

E.耐药性可以稳定地传代

(2)[单选题]下列选项中哪些是细菌的耐药性突变特点?(　　　)

A.基因突变是随机发生的

B.细菌的耐药性基因突变可发生回复突变

C.抗菌药物的使用与细菌耐药性突变无关

D.细菌的耐药性基因突变具有相对稳定性

E.以上都是

## 七、作业

(1)观察并记录紫外诱变的结果(表16-1)。

表 16-1　大肠埃希菌紫外诱变耐药性结果

| 链霉素浓度(g/mL) | 0 | 10 | 20 | 30 | 40 |
|---|---|---|---|---|---|
| 生长情况 | | | | | |

注:"+"表示生长;"-"表示不生长

(2)对比你自己设计的实验与本实验有什么不同?

## 八、思考题

为什么在诱变前要把菌悬液打散?

(董卫霞)

# 模块三

## 创新实验

# HIV 实验室检测

## 学习目标：

(1)掌握人类免疫缺陷病毒(HIV)的生物学特性和临床意义。

(2)熟悉人类免疫缺陷病毒(HIV)的不同检测方法的原理、主要操作及结果判定。

(3)了解艾滋病的治疗及防控知识。

通过本节学习掌握人类免疫缺陷病毒(HIV)的生物学特性、临床意义、检测方法原理及主要操作步骤;熟悉人类免疫缺陷病毒(HIV)的相关知识;培养学生自我防控艾滋病意识,"预防艾滋,从我做起",身体力行,为消除艾滋病贡献一分力量。

### 案例导学与分析

20 世纪下半叶,一种奇怪的疾病在美国蔓延开来,患者大多是正值壮年的男同性恋者,无一例外表现出严重的免疫缺陷和机会性感染。有学者将之命名为男同性恋相关免疫缺陷综合征。1981 年 6 月 5 日,美国疾病控制和预防中心报告,5 名洛杉矶地区的男同性恋者患上了卡氏肺囊虫肺炎。1983 年,法国巴斯德研究所肿瘤疾病研究室主任蒙塔尼教授首次报告他和同事巴尔·西诺西分离培养出一种新的病毒(当时命名为淋巴腺病相关病毒),这项研究被发表在了 1983 年 5 月 20 日的 *Science* 杂志上,二人因此获得 2008 年诺贝尔医学与生理学奖。2020 年 8 月蒙塔尼辞世,享年 89 岁。

## 一、人类免疫缺陷病毒(HIV)概述

艾滋病又称获得性免疫缺陷综合征(Acquired Immune Deficiency Syndrome, AIDS),是由人类免疫缺陷病毒(Human Immune Deficiency Virus, HIV)侵入人体,引起细胞免疫严重缺陷,导致以机会感染、恶性肿瘤和神经系统病变为特征的临床综合征。HIV 属反转录病毒科慢病毒属中的人类免疫缺陷病毒组。根据《中华人民共和国传染病防治法》,艾滋病属于乙类传染病。在卫生部 2006 年公布的《人间传染的病原微生物名录》中将艾滋病毒(Ⅰ型和Ⅱ型)列为危害程度第二类病原微生物。运输包装仅病毒培养物为 A 类,

UN 编号为 UN2814。

艾滋病主要特点是以淋巴结肿大、厌食、慢性腹泻、体重减轻、发热、乏力等全身症状起病,逐渐发展为各种条件致病性感染,继发恶性肿瘤而死亡。其传播速度快,病死率高,目前尚缺乏有效的治愈办法,因此成为全球性的热点问题。

## (一)艾滋病病原体的发现和命名

| 年份 | 事由 | 命名 |
| --- | --- | --- |
| 1981 | 美国首先在洛杉矶男性同性恋中发现 5 例以往很罕见的卡氏肺囊虫肺炎和 26 例卡波济氏肉瘤患者,这些患者均表现有严重的免疫缺陷,但原因不明 | 1982 年将这种新的疾病命名为"获得性免疫缺陷综合征" Acquired Immune Deficiency Syndrome,AIDS,即艾滋病 |
| 1983 | 从艾滋病流行学资料分析其很可能是由病毒引起的。法国巴斯德研究所 Montagnier 等首先从多发性淋巴结病征合症患者分离到一种新的反转录病毒 | 淋巴结病相关病毒 Lymphadenopathy Associated Virus,LAV |
| 1984 | 美国国家癌症研究所的 Robert Gallo 等报道从艾滋病患者活检组织分离到一种新的反转录病毒与其以前发现的 HTLV-I和 HTLV-II不同 | 人类嗜 T 淋巴细胞III型病毒 Human T-cell Lymphatropic Virus TypeIII,HTLV-III |
| 1984 | 美国加州大学分离出艾滋病相关病毒 | AIDS Related Virus,ARV |
| 1986 | 国际病毒分类委员会将上述病毒统一命名为人类免疫缺陷病毒 | Human Immune Deficiency Virus,HIV |
| 1986 | Montagnier 等又从西非患者体内分离出一种具有相似生物学特性,而致病性、抗原性及分子生物学特征有明显差别的新病毒 | 新发现的病毒命名为 HIV-2,原来发现且已广泛流行的 HIV 称 HIV-1 |

## (二)HIV 病毒的生物学特性

### 1.形态结构、分类和分型

人类免疫缺陷病毒(HIV)是带有包膜的 RNA 反转录病毒,在分类上属于反转录病毒科中的慢病毒亚科。HIV 呈球形或卵圆形颗粒,直径 90～140 mm,病毒的核心呈中空锥形,由两条相同的单正链 RNA、反转录酶、整合酶和蛋白酶组成。包膜上的糖蛋白有刺突状结构,是 HIV 与宿主细胞受体结合位点和主要的中和位点(图 17-1)。

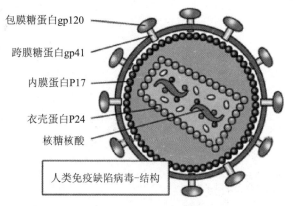

图 17-1　HIV 的结构模式图

HIV-1 全长 9181bp,两端为长末端重复序列(LTR),中间有 9 个开放性读框、3 个结构基因和 6 个可基因调节基因。结构基因包括 gag、pol 和 env3 个,gag 基因编码病毒的核心蛋白;pol 基因编码病毒复制所需要的酶类(反转录酶、整合酶和蛋白酶);env 基因所编码的病毒包膜蛋白,是 HIV 免疫学诊断的主要检测抗原。调控基因编码的辅助蛋白分 6 种:tat,vif,vpr,vpx(vpu),nef,rev(图 17-2)。

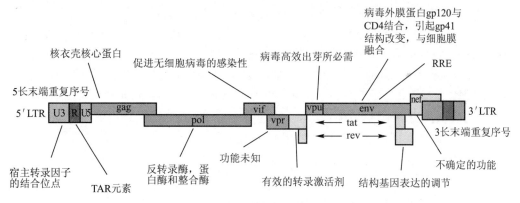

图 17-2　HIV 基因组结构示意图

与诊断技术密切相关的由三个结构基因编码的 HIV-1 抗原如下(图 17-3)。

(1)gag 蛋白:位于病毒颗粒内核心部位,主要有分子量为 55 000 道尔顿的蛋白质(P),称 P55。P55 抗原是前体蛋白,在感染过程的早期产生,然后裂解成其他核蛋白,包括 P24、P17 和 P15 等。

(2)env(包膜)糖蛋白:包膜抗原皆为糖蛋白(gp),根据分子量分别称为 gp160、gp120 和 gp41。gp160 是前体蛋白,是在感染过程中产生的一种成分,随后裂解成 gp120 和 gp41。gp120 是外膜蛋白,组成外膜的 72 个刺突和圆头。gp41 为跨膜蛋白。二者共同参与病毒与突主细胞 CD4 分子的黏附。

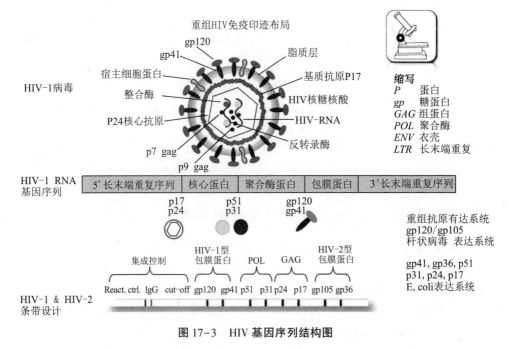

图 17-3　HIV 基因序列结构图

（3）pol（聚合酶）蛋白质：包括 P66（RT）、P51 和 P31（整合酶或核酸内切酶）。

目前发现 HIV 分两型：HIV-1 和 HIV-2，二者主要区别在于包膜糖蛋白。在全球流行的 HIV-1 毒株出现三个组，即 M、O 和 N 组，其中 M 组又可分为 A 到 J 10 个亚型，而且亚型间的重组体已有发现。在我国流行的是 HIV-1，检测到的亚型有 8 种之多，其中 B 亚型几乎见于我国各个地区，而 C 亚型主要见于我国西南和西北地区，E 亚型则多见于东南沿海和西南边境地区。HIV-2 也至少有 6 个亚型（A-F），主要集中在西非，在中国极为罕见。HIV-1 型和 HIV-2 型传播方式相同，治疗方法基本相同，但 HIV-2 相比HIV-1 存在显著差异：复制慢，病毒载量低；消耗免疫系统的速度较 HIV-1 更慢，病程缓慢。

2.对外界环境的稳定性

HIV 对外界抵抗力较弱，远较乙型肝炎病毒（HBV）对外界的抵抗力低得多，病毒离开人体后，常温下可存活数小时至数天，对热、干燥敏感，不耐酸，60 ℃以上就可被灭活。因此，注射器具、医疗用具通过高温消毒、煮沸或蒸汽消毒完全可以达到消毒目的。HIV 对化学品也十分敏感，常用的消毒剂如 70%酒精、10%漂白粉、2%戊二醛、4%福尔马林等均能灭活病毒。

3.致病性

HIV 是一种嗜 T 细胞和嗜神经细胞的病毒，侵入人体后选择性攻击 T 辅助细胞、脑组织细胞、脊髓细胞和周围神经细胞。它所引起的疾病临床表现十分复杂，以 CD4+T 淋巴细胞进行性减少和免疫缺陷为特征，常伴有实质器官（脑、淋巴结和肺等）的炎性疾病、神经障碍和恶性肿瘤,最终导致死亡。

HIV 是一种变异性很强的病毒,不同的毒株之间差异很大,甚至同一毒株在同一感染者体内仅数月就可以改变,使抗原中和抗体失去中和效能,这给 HIV 疫苗的研制造成很大困难。在 HIV 的复制过程中,反转录酶、整合酶和蛋白水解酶起关键性作用,可作为筛选抗 HIV 药物的重要靶位。

4.传染源、传播途径及暴露的后果

(1)传染源:AIDS 患者和 HIV 无症状携带者。

(2)传播途径:①性接触传播(同性、异性)。②血液传播:输入含有 HIV 的血液、血制品,器官移植等方式传播。③母婴垂直:通过胎盘、产道及乳汁传播。

(3)暴露的后果:HIV 感染可诱导体液和细胞免疫,机体的免疫反应可限制病毒感染,但不能完全清除病毒,经过急性感染期、临床潜伏期后,进入免疫缺损期。

(4)HIV 感染者:感染 HIV 后尚未发展到艾滋病阶段的个体。

(5)窗口期:从 HIV 感染人体到感染者血清中的 HIV 抗体、抗原或核酸等感染标志物能被检出之前的时期,一般为 2 周至 3 个月。窗口期虽测不到艾滋病病毒抗体,但体内已有艾滋病病毒,可以通过 HIV 核酸检测查到,因此处于窗口期的血液具有感染性。HIV 抗体、抗原、核酸窗口期分别为感染后 3 周、2 周、1 周。艾滋病窗口期时间长短与进入人体的 HIV 病毒数量没有关系,只要接触人体的 HIV 病毒数量足够感染人体,人体就会产生相应的抗体,一个针尖大的 HIV 病毒血液和 200 mL 的 HIV 病毒血液都能够感染人体,而且窗口期无差异。

5.艾滋病的预防、诊断和治疗

(1)艾滋病是一种病死率极高的严重传染病,目前还没有治愈的药物和方法,但可预防。

HIV 主要存在于感染者的血液、精液、阴道分泌物、乳汁等体液中,所以通过性接触、血液和母婴三种途径传播。绝大多数感染者要经过 5~10 年时间才发展成患者,一般在发病后的 2~3 年内死亡。与艾滋患者及艾滋病病毒感染者的日常生活和工作接触(如握手、拥抱、共同进餐、共用工具和办公用具等)不会感染艾滋病,艾滋病不会经马桶圈、电话机、餐饮具、卧具、游泳池或公共浴室等公共设施传播,也不会经咳嗽、打喷嚏、蚊虫叮咬等途径传播。

1)洁身自爱、遵守性道德是预防经性途径传染艾滋病的根本措施。

2)正确使用避孕套不仅能避孕,还能减少感染艾滋病、性病的危险。

3)及早治疗并治愈性病可减少感染艾滋病的危险。正规医院能提供正规、保密的检查、诊断、治疗和咨询服务,必要时可借助当地性病、艾滋病热线进行咨询。

4)共用注射器吸毒是传播艾滋病的重要途径,因此要拒绝毒品,珍爱生命。

5)避免不必要的输血、注射、没有严格消毒器具的不安全拔牙和美容等,使用经艾滋病病毒抗体检测的血液和血液制品。

6)关心、帮助和不歧视艾滋病患者和艾滋病病毒感染者,鼓励他们采取积极的生活态度,改变危险行为,配合治疗,有利于提高他们的生命质量,延长生命,也有利于预防艾滋病和维护社会安定。

(2)诊断依据。

1)实验室检查:抗体确证阳性,CD4<200/mm³,CD4/CD8<1。检测 HIV 核酸及抗原可预测疾病进展及随访抗病毒治疗的效果。

2)我国艾滋病病例诊断标准:

● HIV 感染者:受检血清初筛实验阳性,确证实验如蛋白印迹法阳性。检测 HIV 核酸或抗原可预测疾病的进展和抗病毒药物治疗的效果。

● 确诊病例:

艾滋病病毒抗体阳性,又具有下述任何一项者,可确诊为艾滋病患者。①近期内(3~6 个月)体重减轻 10% 以上,且持续发热达 38 ℃ 1 个月以上。②近期内(3~6 个月)体重减轻 10% 以上,且持续腹泻(每日达 3~5 次)1 个月以上。③卡氏肺囊虫性肺炎(PCP)。④卡波济肉瘤(Kaposi)。⑤明显的霉菌或其他条件致病菌感染。

若 HIV 抗体阳性者体重减轻、发热、腹泻症状接近上述第 1 项标准且具有以下任何一项时,可为确诊艾滋病患者。①CD4/CD8 淋巴细胞计数比值<1,CD4 细胞计数下降。②全身淋巴结肿大。③明显的中枢神经系统占位性病变的症状和体征,出现痴呆、辨别能力丧失或运动神经功能障碍。

## 二、HIV 实验室诊断

《中国遏制与防治艾滋病"十三五"行动计划》《遏制艾滋病传播实施方案(2019—2022 年)》要求我国艾滋病防治实现"三个 90%"的防治目标,其中第一个 90%,即诊断发现并知晓自身感染状况的感染者和患者的比例达 90% 以上。检测是艾滋病防治不可或缺的科学工具和技术支撑,因此我国艾滋病防治对扩大检测的需求不断增加。

人体感染 HIV 后,血液中最先出现 HIV 抗原,然后很快消失,直到疾病后期才重新出现。几周后出现 IgM 抗体并很快消失,此后 IgG 抗体出现并一直存在。因此,HIV 感染的实验室诊断以抗体检测为主,病毒及相关抗原的检测为辅(表 17-1)。

**表 17-1 HIV 检测实验方法**

| 验标志物 | 检验目的 | 检验方法 | |
|---|---|---|---|
| HIV(1+2)抗体 | 筛查实验 | 金标法、硒标法 | 快速诊断实验 |
| | | 明胶颗粒凝集实验(PA) | 微孔板法 |
| | | 酶联免疫实验(ELISA) | 第三代:双抗原夹心法 |
| | | | 第四代:增加检测 P24 抗原 |
| | 确证实验 | 蛋白印迹法(WB) | 手工/仪器 |

| 验标志物 | 检验目的 | 检验方法 | |
|---|---|---|---|
| 病毒抗原 | 早期诊断 | 酶联免疫实验 | 检测 P24 抗原 |
| 病毒核酸 | 临床诊断<br>治疗评价 | 定性实验 | 检测 DNA |
| | | 定量实验 | 即病毒载量,检测 RNA |

抗体检测分为初筛实验和确证实验两种,初筛实验为阳性的血清必须进一步确证,确证为阳性的方可报告为 HIV 感染阳性。筛查点和初筛实验室初筛阳性的标本不能发报告,必须将血样或血袋送本省(本市)艾滋病监测检验中心确认实验室进一步做确证实验。确证实验阳性者,由省(市)监测中心给送检单位发出抗-HIV 阳性报告,同时上报地方卫健委和疾病控制司备案。

多聚酶链式反应(PCR)主要用于检测血浆中 HIV 的 RNA 含量,目前主要用于预测母亲将 HIV 传染给胎儿的可能性以及新生儿的 HIV 感染状况。此外,尚可用于判断患者的预后及监测抗病毒治疗的效果。

## (一)标本收集

HIV 感染者静脉抽血,不加抗凝剂。标本在室温静置 1 h,离心后取血清作抗体检测。用于检测 HIV 抗原的血液样本应根据需要进行核酸处理。采用定量 PCR 方法检测病毒含量时,加入肝素的血浆,检测的 RNA 含量较未加肝素的血浆样本高。检验人员要注意个人防护,所有的标本均应当作"阳性"标本对待。

## (二)HIV 抗体的初筛检测

HIV 抗体筛查实验(HIV antibody screening test)是一类初步了解机体血液或体液中有无 HIV 抗体的检测方法,也包括同时检测 HIV 抗体和抗原的方法。初筛实验的要求敏感性高,理论上要求达到 100%,尽可能避免漏掉阳性的可能,相对来说,对特异性要求不太严,允许有少量假阳性,这些假阳性可以通过重复实验和确证实验排除。

常用的筛查方法有酶联免疫吸附实验(enzyme-linked immuno sorbent assay,ELISA)、化学发光或免疫荧光实验、免疫凝集实验、免疫层析实验、免疫渗滤实验和抗原抗体联合检测实验。应使用经国家注册批准、在有效期内的试剂。

HIV 诊断试剂种类可分为四代。

第一代:1985 年,主要使用来自 T 淋巴细胞系中培养的 HIV 病毒的裂解产物,这种抗原常常由于含有宿主细胞的成分而易造成假阳性。为减少非特异性,通常降低包被的抗原浓度,因此第一代试剂的灵敏度受到限制。

第二代:主要使用基因工程重组和/或人工合成肽作为抗原,采用间接法的原理检测 HIV IgG,与第一代相比明显地提高了试剂的灵敏度,但该类试剂仍存在局限性。

第三代:使用重组或合成多肽抗原制备的双抗原夹心法试剂盒常常被称为第三代试剂,这种试剂可以检测针对 HIV 抗原的所有抗体亚类,包括 IgG、IgA、IgM、IgE、IgD,同时不需要将标本过度稀释来保证特异性,因而具有较高的敏感性。另外,由于其能检出 IgM 抗体,可以起到缩短窗口期的作用,有报道说较第二代产品平均可提前 5 天作出诊断。

第四代:将 HIV 抗原和 HIVp24 抗体同时包被载体,再加入待检血清,最后加入酶标记 HIV 抗原和 HIVp24 单克隆抗体,同时检测血清中的 HIVp24 抗原和 HIV 抗体。

1.酶联免疫吸附实验

酶联免疫吸附实验(ELISA)是最常见的 HIV 抗体检测方法。它具有准确性高、价格低廉、判断结果有客观标准、结果便于记录和保存等优点,适合于大批量标本的检测,是献血员筛选和临床诊断最常用的方法。

(1)方法和原理:目前使用最多的 ELISA 方法是双抗原夹心法,将 HIV 抗原包被到固相载体上,标本中的 HIV 抗体与抗原结合形成复合物。由于抗体的双价或多价性,它同时还能与其他抗原结合,加入酶标记的同一类 HIV 抗原分子时,后者就会与固相载体上的抗体结合,形成 HIV 抗原-HIV 抗体-酶标记 HIV 抗原复合物,最后加入底物发生酶催化的显色反应,测定光密度值,与判断标准进行比较,就可以得知标本中 HIV 抗体是阳性还是阴性(图 17-4)。

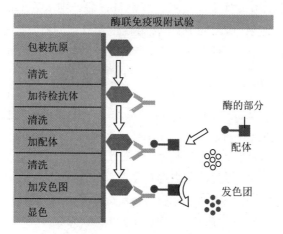

图 17-4　ELISA 双抗原夹心法示意图

另一种常用的 ELISA 方法是间接法(第一代和第二代试剂多用),这种方法的原理是将 HIV 抗原包被到微孔板或其他固相载体上,如标本中含有 HIV 抗体,则抗体就会和固相载体上的 HIV 抗原结合,洗涤去除未结合的非特异性抗体,加入酶标记的抗人免疫球蛋白抗体与 HIV 抗体结合,形成 HIV 抗原-HIV 抗体-酶标记的抗人免疫球蛋白抗体复合物,最后加入底物发生酶催化的显色反应,测定光密度值,与判断标准进行比较,就可以得出标本中HIV抗体是阳性还是阴性的结果了。间接法使用的标记抗体通常是抗人IgG,为了提高敏感性有时也加入抗人IgM。这种方法的特异性由包被于固相载体上的HIV抗原决定,相对来说特异性不高,存在非特异性问题(图17-5)。

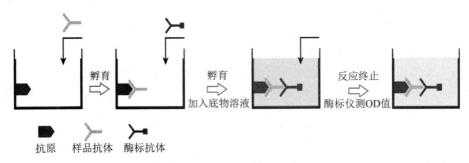

**图17-5　ELISA间接法示意图**

第三种方法是竞争法。它的主要特点是酶标记抗体是特异性的HIV抗体。标本中的HIV抗体与酶标记HIV抗体竞争固相载体上的HIV抗原,操作时同时加入标本和酶标记HIV抗体,如标本中的抗体浓度高,酶标记HIV抗体就不能与固相载体上的HIV抗原结合或结合得很少,显色反应就较弱;相反,如标本中的HIV抗体含量很少或没有,大量的酶标记HIV抗体将与固相载体上的HIV抗原结合,显色反应就很强。因而在竞争法中,光密度值与标本中的抗体含量呈负相关关系。这种方法是将标本与酶标抗体同时加入,需时更短,另外这种方法具有较好的特异性(图17-6)。

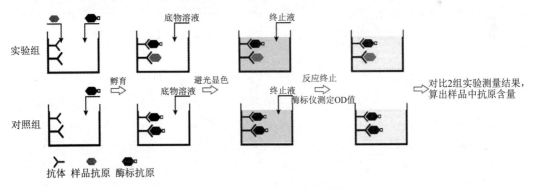

**图17-6　ELISA竞争法示意图**

(2)结果的判断:ELISA方法是根据临界值(cut off value,CO)判断结果的。临界值是将检测的阳性和(或)阴性对照的OD值代入厂商提供的计算公式计算出来的判断阳性和阴性结果的界值。对于间接法和双抗原夹心法,标本OD值与临界值的比值大于等于1(S/CO≥1)为阳性;对于竞争法,标本OD值与临界值的比值小于等于1(S/CO≤1)为阳性。

**2.化学发光法或免疫荧光实验(CLIA)**

化学发光或免疫荧光实验:HIV 抗原或抗体包被于固相载体,加入待检样品和酶或荧光标记的 HIV 抗原或抗体,加发光或荧光底物,用发光或荧光仪测定结果(图 17-7)。有效实验的阴性和阳性对照必须符合试剂盒规定。其优点:①缩短窗口期:3~4 天;②灰区结果减少;③国际主要 HIV 检测试剂评估,无论是第四代(Abbott),还是第三代试剂(bio-rad),化学发光试剂都排第一。

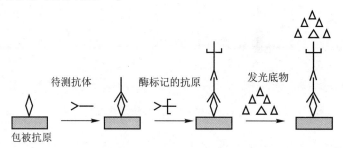

待测抗体　　酶标记的抗原　　发光底物

包被抗原

**图 17-7　化学发光法测 HIV 原理示意图**

**3.快速检测(Rapid Test,RT)**

胶体金法检测 HIV 抗体是一种不需要任何仪器设备的血清/血浆检测法。它利用免疫层析分析原理来快速检测血清/血浆中是否含有 HIV 抗体,从而用于判断人体是否受到 HIV1 型/HIV2 型病毒感染。此类方法操作简便快速,经济实惠,适用于应急检测、门诊急诊检测,不需专门设备和人员培训,一般可在 10~30 min 内得出结果,但灵敏度和特异性远不如 ELISA 法和化学发光法。其缺点是肉眼判断较主观且结果不易保存。主要包括以下几种方法:免疫渗滤实验、免疫层析实验、明胶颗粒凝集实验等(图 17-8、图 17-9)。

(1)方法和原理:试剂盒采用高度特异性的抗体抗原反应及免疫层析分析技术来定性检测血清/血浆中是否含有 HIV 抗体,试剂盒含有被事先固定于膜上测试区(T)的重组 HIV 抗原和质控区(C)的抗-protein A 抗体。血标本滴入试剂盒加样孔(S)内,血标本中的 HIV 抗体与预包被在膜上的 protein A 胶体金结合物反应。然后,混合物随之在毛细管向上层析,在测试区(T)与固定在膜上的重组 HIV 抗原反应。如果血清中含有 HIV-1 抗体或 HIV-2 抗体,在测试区内(T)会出现一条红色条带,表明是阳性结果。如果在测试区内(T)没有出现红色条带,则血清中不含有 HIV 抗体,表明是阴性结果。无论 HIV 抗体是否存在于血清中,混合物都会继续向上层析至质控区(C),质控区的抗-Protein A 与 Protein A 胶体金结合物反应出现一条红色条带。质控区内(C)所显现的红色条带是判定是否有足够血标本,层析过程是否正常的标准,同时也作为试剂的内控标准。

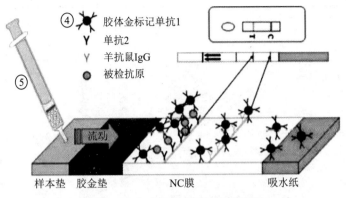

图 17-8　免疫层析实验原理示意图

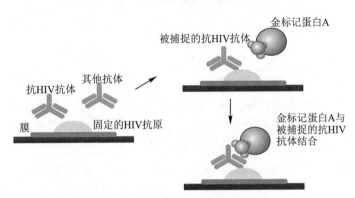

图 17-9　免疫渗滤实验（金标法）原理示意图

（2）结果判定。

阳性（+）：两条红色带出现。一条位于测试区内（T），另一条位于质控区内（C）。

阴性（-）：仅质控区（C）出现一条红色条带，在测试区内（T）无红色条带出现（图 17-10）。

无效：质控区（C）未出现红色条带，表明不正确的操作过程或试剂盒已变质损坏。在任何情况下，应重新测试。如果问题仍然存在，应立即停止使用此批号产品，并与当地供应商联系。

注意：由于样本中 HIV 抗体滴度不同，测试区（T）内的红色条带会显现出不同深浅的颜色。但是，本试剂盒的测试结果不能作为判定样本中抗体滴度高低的依据。

（3）结果处理：HIV 抗体筛查实验无反应，由实施检测的实验室出具"HIV 抗体阴性"报告。筛查实验有反应，不能向受检者出具 HIV 抗体阳性报告，进入 HIV 抗体复检实验。①用原有试剂双份或双孔进行复检实验（或者两种试剂复检），复检两次实验抗体均无反应，出具"HIV 抗体阴性"报告。②如一有反应一无反应或两种均为有反应，报告为"HIV 感染待确定"，不能出具阳性报告，进一步做补充实验（图 17-11），则按《全国艾滋病检测

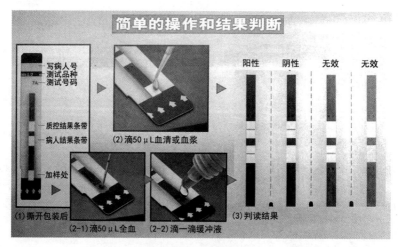

图 17-10 结果判断

技术规范》要求进行补充实验（HIV 抗体确证、HIV 核酸检测等）。③初筛检测中发现 HIV 抗体阳性反应的标本,应尽快(城区在 48 h 内)将血样连同原始实验资料(包括厂家批号、试剂种类、有效期,如 ELISA 实验应附上阴性、阳性对照值,Cut off 值及样品 OD 值)和 HIV 抗体筛查检测单送上级疾控确认实验室。送检化验单必须由初筛实验室一名直接实验操作人员和一名中级技术职称以上的负责人员签名。初筛实验室不得向受检者宣布初检阳性反应结果。对 HIV 抗体初筛阳性者应做好咨询、保密和报告工作。

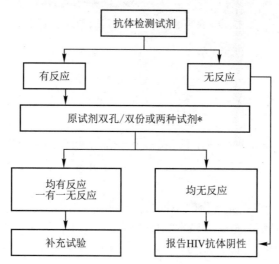

*两种试剂可以是原有试剂加另一种试剂,也可以是两种不同试剂。

图 17-11 临床筛查 HIV 检测流程

### (三) HIV 补充实验(HIV supplementary test)

HIV 补充实验为获得筛查实验结果后,为了准确判断,继续检测机体血液或体液中有无 HIV 抗体或核酸的方法,包括抗体确证实验和核酸实验。抗体确证实验包括免疫印迹实验、条带/线性免疫实验、免疫层析实验、免疫渗滤实验及特定条件下的替代实验,核酸实验包括核酸定性实验和核酸定量实验。

1.蛋白印迹实验(Western Blot,WB)

该实验是将 HIV 病毒蛋白用十二烷基硫酸钠——聚丙烯酰胺凝胶(SDS-Polyacryl-amide Gel)电泳,将分子量大小不等的蛋白带分离开来,然后再把这些已经分离的不同蛋白带电转移到硝酸纤维膜上。将此膜切割成条状,每一条硝酸纤维膜上均含有经电泳分离过的 HIV 病毒抗原。将待检血清样品用稀释液稀释成1:100,再把它直接放到硝酸纤维膜上,并静置一段时间,使其充分接触反应,血清中若含有 HIV 抗体,就会与硝酸纤维膜条上的抗原带相结合。经过冲洗去掉未结合的多余抗体,并加入抗人-IgG 酶结合物,洗去未结合的抗人-IgG 酶结合物,加入底物,即可使有反应的抗原、抗体结合条带呈现紫褐色,这表示阳性反应。此法一般是在 ELISA 或其他初筛检测阳性后再用来确认(图 17-12)。

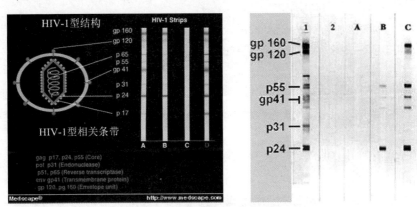

**图 17-12 HIV 免疫印迹条带分析结果**

(1)结果判断。

1)膜条没有条带出现表示阴性(-)。

2)待检标本出现条带的色度小于弱阳性对照 gp120 带色度时表示可疑(±)。

3)待检标本出现的条带色度相当于弱阳性对照 gp120 带色度但比强阳性条带的色度弱时表示(+)。

4)待检标本出现的条带色度相当于或大于强阳性对照 gp120 带色度时表示(++)。

(2)抗体确证实验结果处理如下:①符合 HIV-1 抗体阳性判断标准[至少有 2 条 env 带(gp41 和 gp160/gp120 出现,或至少 1 条 env 带和至少 1 条 gag 或 pol 带同时出现),报告"HIV-1 抗体阳性",并按规定做好检测后咨询和疫情报告。符合 HIV-2 抗体阳性判断标准(至少有 2 条 env 带 gp36 和 gp140/gp105)];报告"HIV-2 抗体阳性",并按规定做好检测后咨询和疫情报告。②符合 HIV 抗体阴性判断标准(无 HIV 抗体特异条带出现),报告"HIV 抗体阴性"。如疑似"窗口期"感染,建议进一步做 HIV 核酸检测,或 2~4 周后随访尽早明确诊断。③符合 HIV 抗体不确定判断标准(出现 HIV 抗体特异条带,但不足以判定阳性),报告"HIV 抗体不确定",在备注中应建议尽早做核酸检测或"2~4 周后复检"。

(3)HIV 抗体确证实验结果的处理:确证实验结果阳性,报告 HIV 抗体阳性;确证实验结果阴性,报告 HIV 抗体阴性;确证实验结果不确定,报告 HIV 抗体不确定,并建议 2~4 周后随访或尽快做 HIV 核酸检测。

2.PCR 在 HIV 检测中的应用

聚合酶链反应技术(Polymerase Chain Reaction,PCR)又称无细胞分子克隆或特异性 DNA 序列体外引物定向酶促扩增技术,是近年来发展起来的一种短时间内大量扩增特定 DNA 片段的新技术。

(1)样本采集、送检和保存。

使用以乙二胺四乙酸(EDTA)为抗凝剂的真空采血管,按常规采取全血并在 6 h 内分离血浆。应避免溶血和高脂样本。

用于核酸检测的血浆和血细胞样品 4 天内进行检测的可存放于 4 ℃,3 个月以内应存放于−20 ℃以下。3 个月以上应置于−70 ℃以下保存,避免反复冻融。

(2)核酸检测。

HIV 核酸检测分为定性和定量实验,均可作为 HIV 感染诊断实验。HIV 核酸定量检测主要基于靶核酸扩增和信号放大两种方法,HIV 核酸定性检测主要是实时定量 PCR。

1)核酸定性实验。

检测结果有反应报告本次实验核酸阳性,检测结果无反应报告本次实验核酸阴性。

2)核酸定量实验。

应该严格按照实验室标准操作程序或者商品试剂盒说明书的结果判断标准进行结果判定。当样本检测值小于试剂盒所规定线性范围下限时,报告低于检测限;当检测值>5000 CPs/mL(或 IUs/mL)时,报告检测值;结合临床及流行病史、$CD_4^+T$ 淋巴细胞检测值或者 HIV-1 抗体随访检测结果等进行诊断。

核酸定性实验结果阳性或定量实验>5000 CPs/mL 提示 HIV 感染,阴性不能排除 HIV 感染。

3.HIV 病毒分离实验

实验结果阳性报告 HIV 感染,阴性不能排除 HIV 感染。

4.免疫学检测

免疫学检测是进行 HIV 感染和 AIDS 的分期和判断疗效的主要检测指标,主要采用

$CD_4^+T$ 淋巴细胞检测,分 $CD_4^+T$ 淋巴细胞计数和百分比两类。

$CD_4^+T$ 淋巴细胞计数适用于成人及 5 岁以上儿童和青少年。该人群 $CD_4^+T$ 淋巴细胞计数≥500/mm$^3$,提示无免疫缺陷;350～499/mm$^3$,提示轻度免疫缺陷;200/～349/mm$^3$,提示中度免疫缺陷;<200/mm$^3$,提示重度免疫缺陷。

5.诊断原则

HIV/AIDS 的诊断原则是以实验室检测为依据,结合临床表现和参考流行病学资料综合进行。HIV 抗体和病原学检测是确诊 HIV 感染的依据;流行病学史是诊断急性期和婴幼儿 HIV 感染的重要参考;$CD_4^+T$ 淋巴细胞检测和临床表现是 HIV 感染分期诊断的主要依据;AIDS 的指征性疾病是 AIDS 诊断的重要依据。

### 三、HIV 职业暴露方案

(1)发生意外事故时,应针对事故的类型立即进行紧急处理。①皮肤针刺伤或切割伤:应立即用肥皂和大量流水冲洗,在针刺旁端轻轻挤压,尽可能挤出损伤处的血液,用70%乙醇或其他消毒剂消毒伤口。②皮肤、黏膜污染:用水和肥皂冲洗污染部位,并用适当的消毒剂浸泡,如 70%乙醇或其他皮肤消毒剂。黏膜应用大量流水或生理盐水冲洗。③衣物污染:尽快脱掉污染的衣物,进行消毒处理。④污染物泼溅:小范围污染物泼溅,应立即进行消毒处理和清洗。发生大范围污染物泼溅事故时,应立即通知实验室负责人到达现场,确定消毒的程序。

(2)暴露后的报告及处理程序。①医护人员发生 HIV 职业暴露后,立即上报,组织专家对暴露的级别和暴露源的病毒载量水平进行评估和确定,并对其进行随访和咨询:在暴露后第 4 周、第 8 周、第 12 周及 6 个月时对 HIV 抗体检测,对服用药物的毒性进行监控,观察和记录 HIV 感染的早期症状。不进行预防用药者,也要定期检测 HIV 抗体,检测时间同上。②在对 HIV 职业暴露的整个过程中,必须做好保密工作。凡涉及暴露者个人的相关资料,不得向无关单位和人员泄露。

(3)暴露后预防性用药。预防性用药应当在发生艾滋病病毒职业暴露后尽早开始,最好在 4 h 内实施,最迟不得超过 24 h;即使超过 24 h,也应当实施预防性用药。

### 四、HIV 初筛实验室消毒制度

(1)检测可疑样品时,准备好废弃物消毒液,如次氯酸钠含有效氯 2000～5000 mg/L 和75%乙醇。

(2)一次性手套、隔离服更换后,应丢弃在一次性垃圾袋内。

(3)常用消毒方法:

1)物理消毒方法:高压蒸汽消毒,121 ℃,保持 15～30 min。

2)化学消毒方法。

废弃物缸:5000 mg/L 次氯酸钠。

工作台面及仪器表面:75%乙醇。

溢出物:5000 mg/L次氯酸钠。

污染的台面和器具:2000 mg/L次氯酸钠。

(4)实验室中发生可疑样品溢出时,应及时用75%乙醇喷洒,然后用消毒剂浸泡的吸水物质覆盖10~15 min,最后再用消毒剂清洗该地方,擦干。

(5)全部实验工作结束后,应对实验台、仪器、设备(接触部位)、地面进行彻底消毒处理。

(6)废弃物处理:从HIV实验室出来的所有废弃物,包括不再需要的样品、包装盒和其他物品,均应视为感染性废弃物。

(王慧琴)

# 参考文献

[1]李剑平,吴正吉.微生物学检验[M].5 版.北京:人民卫生出版社,2019.

[2]段巧玲,李剑平.微生物学检验实验指导[M].2 版.北京:人民卫生出版社,2015.

[3]李凡,徐志凯.医学微生物学[M].9 版.北京:人民卫生出版社,2018.

[4]肖纯凌,吴松泉.病原生物学和免疫学[M].8 版.北京:人民卫生出版社,2018.

[5]徐秀芬,赵曼瑞,胡军.微生物与免疫学·寄生虫学实验指导[M].北京:人民军医出版社,2005.

[6]高静.病原生物学与免疫学实验指导[M].上海:第二军医大学出版社,2010.

[7]曹励民.寄生虫学检验[M].3 版.北京:人民卫生出版社,1997.

[8]王锦.病原生物学与免疫学[M].北京:人民卫生出版社,2016.

[9]肖纯凌,赵富玺.病原生物学和免疫学实验指导[M].北京:人民卫生出版社,2009.

[10]曾莉.常用消毒方法你知道多少[J].家庭医学,2021(04).

[11]弋琼,刘若英.从保存血液中分离淋巴细胞的某些条件观察[J].贵阳医学院学报,1988(03).

[12]邵宜波,顾有为,张牷,等.空气消毒技术研究进展[J].中国医药科学,2021(19).

[13]毕长红.常用血清学诊断方法之凝集反应[J].饲料博览,2019(09).

[14]孔小丽,陈思,陈玮琳,等.免疫细胞分离鉴定综合实验设计[J].实验室研究与探索,2021,40(01).

[15]武卫霞.中学实验室高压蒸汽灭菌器规范化管理探讨[J].中国现代教育装备,2021(14).

[16]王燕,周垚,张映华,等.紫外线照射对细菌耐药性的影响[J].中华医院感染学杂志,2010(21).

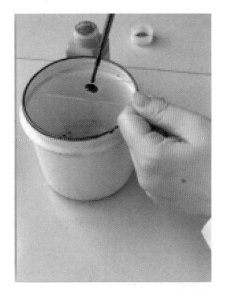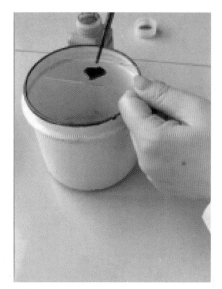

彩图 1-9　结晶紫初染

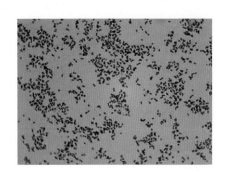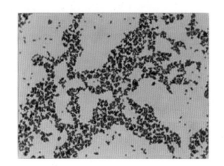

彩图 1-10　革兰染色结果

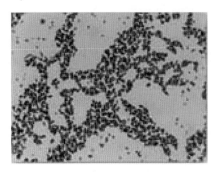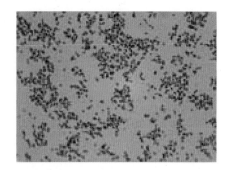

彩图 1-11　葡萄球菌和大肠杆菌

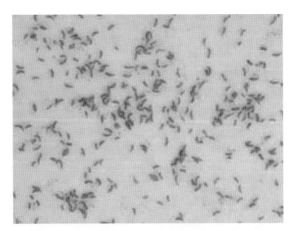

彩图 1-12　霍乱弧菌

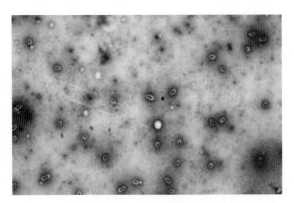

彩图 1-13　肺炎球菌荚膜

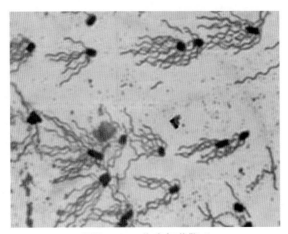

彩图 1-14　伤寒杆菌鞭毛

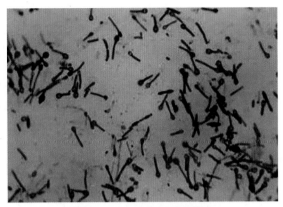

彩图 1-15 破伤风杆菌芽孢

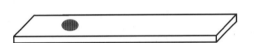

彩图 7-1 滴加混合液于载玻片一端

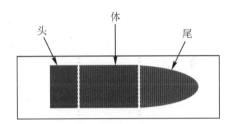

彩图 7-2 理想状态下的血涂片

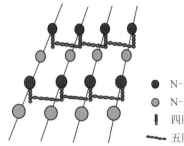

- ● N-乙酰胞壁酸
- ● N-乙酰葡萄糖胺
- 四肽侧链
- 五肽交联桥

彩图 7-3 革兰氏阳性菌(G⁺)肽聚糖结构模式图

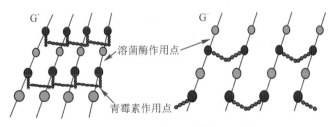

彩图 7-4 青霉素和溶菌酶作用位点

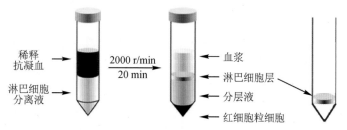

稀释抗凝血 →
淋巴细胞分离液 →

2000 r/min
20 min

→ 血浆
→ 淋巴细胞层
→ 分层液
→ 红细胞粒细胞

彩图 8-1　淋巴细胞分离流程

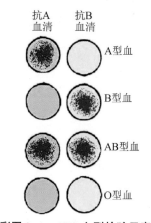

抗A血清　抗B血清

A型血
B型血
AB型血
O型血

彩图 9-1　ABO 血型检验示意图

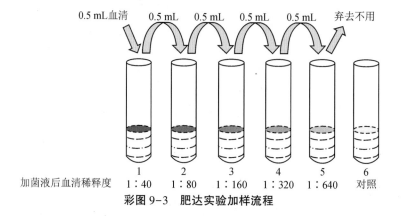

0.5 mL血清　0.5 mL　0.5 mL　0.5 mL　0.5 mL　弃去不用

加菌液后血清稀释度　　1：40　　1：80　　1：160　　1：320　　1：640　　对照
　　　　　　　　　　　1　　　　2　　　　3　　　　4　　　　5　　　　6

彩图 9-3　肥达实验加样流程

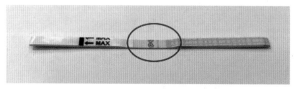

彩图 9-5　早早孕试纸检测结果观察